I0830566

canSER

un proceso de transformación

Sarah Rojas

A mis padres, a mi familia, a mis amigos y a todos los que han formado, forman y formarán parte de mi viaje.

A todos aquellos que tienen la valentía de vivir esta vida y evolucionar.

En lo más profundo de nuestro ser, todos deseamos la felicidad. Para ello es importante fomentar nuestros aspectos positivos y útiles a la par que atenuamos los negativos.

Dalai Lama

Índice

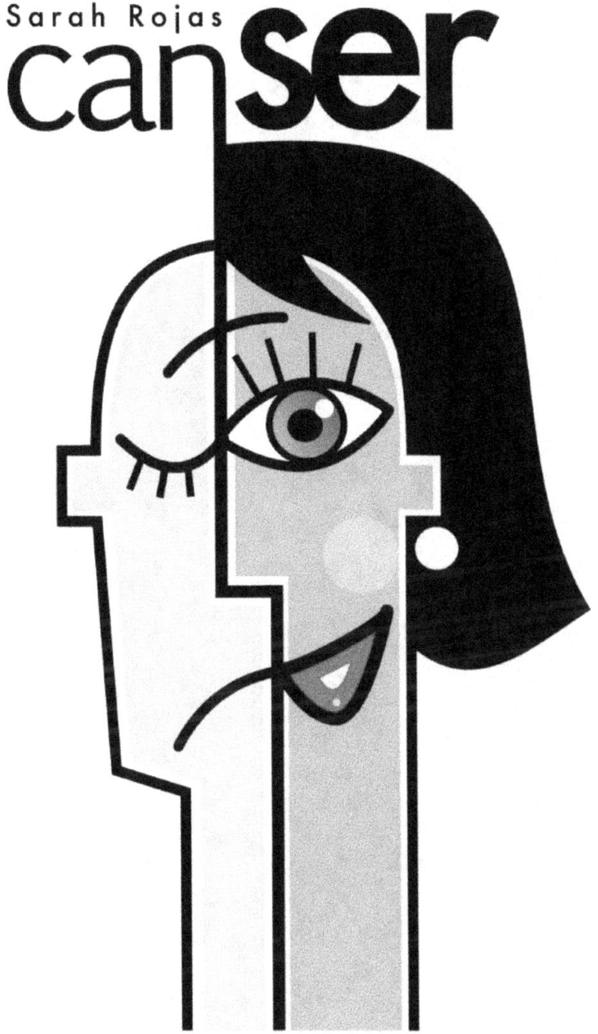

"Tú vas a escribir un libro y yo haré el arte de la portada." Jhony Luna Art

Introducción

can*SER* es la transliteración que yo decidí darle a un proceso emocional, energético y físico que me condujo en un viaje interno de regreso a casa.

La traducción del hebreo para Lashuv Habaita es "Volviendo a Casa" "Retornar a Casa". Sin embargo, desde un entendimiento más profundo señala el camino hacia una verdadera comprensión de regresar a nuestro estado original, a nuestra verdadera esencia, a nuestro ser más puro.

¿Es esto posible?

Completamente "¡SI!". La respuesta se encuentra implícita en lo que somos como seres humanos, ya que existen ilimitados campos de posibilidades que están esperando porque nos demos cuenta de su existencia, más allá de la dualidad que vemos en la realidad del mundo físico, en donde convergen al mismo tiempo el cuerpo y el alma, pecar y arrepentirse, odiar y amar, llorar y reír, enfermar y sanar, etc., y podamos crear nuestra realidad desde ese infinito universo de manifestaciones.

Cuando nos hacemos conscientes de que cada una de las sacudidas emocionales que internamente nos hacen sentir las experiencias, son realmente tránsitos de madurez emocional que nos están llevando a través de un proceso hacia Lashuv Habaita, podemos ver con los ojos del alma, podemos ver el mundo espiritual. Como señala David Bueno Torrens Doctor en biología y profesor de genética en la Universidad de Barcelona "descontrol emocional muestra (señala, indica) que se está madurando emocionalmente", lo cual es positivo.

Los siguientes capítulos te van a permitir tomar consciencia desde una perspectiva profunda y simplificada, el complejo proceso de las emociones que literalmente manejan nuestras vidas, sin tan siquiera darnos cuenta. Así es como la vida que hoy estoy experimentando fue creada en base a la percepción que tuve en un determinado tiempo de mi pasado y que a su vez, estas percepciones están profundamente enmarcadas en mi sistema de creencias, el cual viene de mi historia familiar, de mi drama, de mis experiencias emocionales.

Partiendo desde una visión ancestral, hemos estado viviendo de acuerdo con la falsedad del sentido común y al mismo tiempo hemos tergiversado la verdadera esencia de las emociones.

Esta verdad casi nadie la sabe, ya que no existen pruebas que detecten ese tipo de cosas. Pero la realidad de nuestra vida enmarcada en el antes y el después de una determinada situación, se hallan entrelazadas por el proceso y la forma como percibimos la realidad, basándonos en lo que consideramos que es bueno o malo, que está bien o que está mal.

Me hice consciente de esta realidad, a través de un doloroso proceso con el Cáncer, el cual me llevó a un estado de arrepentimiento y perdón hacia la persona más importante en mi vida, yo misma. Este arrepentimiento, enmarca la dinámica de lo que significa ponerme en las situaciones que han atravesado mis perpetradores desde que eran unos niños inocentes, para poder internalizar lo que significa la palabra compasión. Todo mi proceso de transformación desde la enfermedad hasta la sanación precisó una profunda búsqueda interna sobre las experiencias dramáticas que me marcaron desde mi niñez, incluyendo también las experiencias de quienes me la causaron.

Quise compartirlo a través de un libro, para revelar cómo a través de algunas circunstancias difíciles, hostiles, fuertes y hasta estúpidas o sin importancia, marcaron mi vida según la percepción que tenía siendo una niña y que escondían los más sabios secretos sobre cómo lograr transformarme a través del perdón, de la misericordia, de la apreciación y del amor propio, hasta llegar a un estado de Lashuv Habaita "volver a casa" retornar a mi estado original, amor puro, confianza, valoración, gratitud, serenidad, fluidez, seguridad, certeza, etc.

A todas estas circunstancias las he reconocido como procesos, porque atravesándolos me han convertido en una mejor o peor persona de acuerdo con la perspectiva de la consciencia que he tenido en cada etapa. Un proceso que ha durado el lapso que yo necesitaba de acuerdo con mi trabajo interno, así como también, de acuerdo con la disposición que yo he tenido; y ha sido a través del conocimiento cómo he podido transformarme y sacarle el concentrado que estaba escondido dentro del "problema" o la "enfermedad".

Llevarme a comprender que el cuerpo humano funciona como un todo unificado que involucra todas las partes del cuerpo, mis emociones y sensaciones, mi energía y el poder de mis pensamientos, mis ambientes de convivencia y mis genes ancestrales. Por lo tanto, cuando experimento un desequilibrio sé que debo englobar todas las partes para poder ir a la raíz a sanar lo que sea que haya que sanar.

Observar lo que siento para saber qué hay dentro de mí, así como también para saber qué está tratando de decirme mi cuerpo, sobre mí nivel de consciencia, sobre mis emociones, sobre mis pensamientos, sobre mis alimentos, sobre mi actitud, sobre mis capacidades, sobre lo que realmente soy. Sentir aunque no me guste lo que siento, es la clave para la observación.

De esta manera surgen interrogantes tales como:

¿Qué hago en un proceso de sanación?

¿Cómo puedo escuchar mejor a mi cuerpo?

Así pues, en este libro vas a leer las herramientas espirituales y físicas que me ayudaron a atravesar mí proceso. Dichas herramientas deben cumplir la condición de que "si y solo si" yo quiero y estoy lista para usarlas, realmente van a ayudarme. Por lo tanto, de que una herramienta llámese: terapia, medicina, maestro, alimentación, ejercicios o vía para "lograr algo" funcione, depende de mí no de la herramienta.

Este libro está creado en procesos que he vivido. Cada capítulo contiene su propia lección y aprendizaje, sin ninguna secuencia, por lo que puede que no consiga relacionar algunos capítulos entre sí. Después de todo, aunque la vida está hecha con una sucesión perfecta, también es cierto que cada experiencia que vivimos trae una enseñanza completamente distinta. Cada capítulo que viví con el Cáncer se convirtió en subprocesos que me condujeron a la sanación por separado, cada tratamiento me despertó una situación emocional que debía trabajar, por esta razón va a encontrar experiencias que se repiten, hasta que por fin logro descubrir mi propio acertijo, sanándolo, para que así pueda cambiar la forma de percibir la vida y contribuir a crearme una realidad más placentera.

Cada vía de sanación que existe y que puede ayudarme dándome el soporte, tomándome de la mano o acelerando el proceso de sanación, va a depender de la misma condición "si y solo si" yo estoy dispuesta a asumir la responsabilidad y aplicar en mi proceso lo que llamo "hacer mi trabajo". De cualquier otra manera tampoco funcionará, ya que las películas de mi mente las puedo reeditar solo yo.

Perdonar, sanar y nutrir. Todo ya está ahí, aquí. Todo ya ha sido creado por alguien que nos ha antecedido y nos ha traído una solución en forma de libro, de terapia, de canción, de receta, de medicina, para que yo pueda experimentar mis procesos como yo quiera; el secreto está en atravesar y disfrutar dichos procesos hasta retornar a casa.

Con amor Sarah Rojas

"Los problemas son las semillas de la buena fortuna. Nos ofrecen la oportunidad de conocernos a fondo. También nos hacen apreciar los aspectos positivos que todo el mundo tiene en su interior, capacidades o talentos especiales. Hemos de saber explotarlos para triunfar en la vida."

Wataru Ohashi

Kilómetro Cero

Estar en un momento de mi vida donde existen tantos sentimientos encontrados que ni siquiera puedo describirlos es espeluznante. ¿Por qué razón los he acumulado todo este tiempo como si formaran parte de un tesoro? que mientras más crece, mayor prestigio me hace sentir; contrariamente, mientras más los almaceno peor me hace sentir. En cuanto a los sentimientos o las emociones, es necesario sacarlos todos para ver cuáles son los que antes funcionaban y que ahora no, de esta manera, botar lo viejo y hacer el viaje más ligero.

Me he guardado tantos sentimientos, palabras, enojos, ganas, sabores, sueños, deseos. Me habría gustado crecer en un núcleo familiar más amoroso donde siempre estuviesen presentes mi madre y mi padre y junto a ellos la abundancia, el amor, la demostración de afecto y cariño, la calidez de un hogar en donde todos pudiésemos compartir. Esas experiencias de mi infancia me hacen anhelar tener mi propia familia y dar todo aquello que no pude tener y vivir en mi niñez desde el más profundo amor incondicional.

Cuando mis padres se separaron mi madre asumió muchas responsabilidades, se convirtió en nuestra heroína. Ella ha dado todo desde su propia sabiduría y experiencia para sacarnos adelante siendo la proveedora de la casa. Si bien no tuvo un manual de cómo ser la mejor madre, logró la mejor versión de sí misma. Aunque la historia que a continuación relato no haga referencia a esa madre.

Los Secretos bien Guardados de una Niña

De niña sentía una gran frustración ya que creía y sentía que mi mamá tenía preferencia por mi hermana mayor, porque ella era la preferida en todo, la que complacían en todo y aunque ambas hiciéramos cosas buenas, siempre el mérito era para ella. Está frustración que sentía iba acompañada por una crianza caracterizada con la dureza y el carácter de mí madre, ella nos pegaba muy fuerte cuando hacíamos cosas "malas", nos hablaba con coraje y firmeza, recordando que ella era la que mandaba en la casa y que mientras viviéramos bajo su techo se hacía lo que ella decía, y punto. ¡ah! Y al que no le gustara, que se fuera.

Recuerdo que de niña me daban ataques de soledad, me sentía inútil, como si todo lo que hacía estaba mal, me repetía a mí misma que no quería vivir y llegue a un punto donde me golpeaba la cabeza llorando. Era como estar obstinada de los regaños de mi madre, las quejas de cada situación y no ver solución alguna. Mi mamá evidentemente vivía muy cansada y necesitaba ayuda, por lo que nos asignaba tareas en casa tales como, limpiar el piso, lavar platos, cortar vegetales; sin embargo, nos repetía constantemente que no sabíamos hacer nada, ya que el resultado no superaba las expectativas de ella, por esta razón, muchas veces nos apartaba para que no termináramos la tarea seguido de la frase "tengo que hacer todo yo, ustedes no saben hacer nada, en esta casa todo lo tengo que hacer yo".

Por otra parte, la relación con mi hermana mayor nunca fue una relación. Éramos como el agua y el aceite, una revancha constante, en ocasiones ella estaba obstinada y me lastimaba. Cuando yo quería jugar con ella simplemente me decía: "si me tocas te golpeare" y yo desde mi inocencia la rozaba riéndome y el resultado no podía ser otro que el anunciado "un golpe", yo terminaba llorando y adolorida por el simple hecho de querer jugar con ella. A esa edad no comprendía porque mi hermana prefería estar con otras personas, en vez de estar conmigo "su hermana menor".

Todo lo anterior provocaba que yo quisiera cerrar mis ojos y volver a la esencia. A pesar de que veinticinco años han pasado desde que era una niña, me doy cuenta de que hoy solo quiero parar el ataque terrorista de pensamientos negativos y retrospectivos que me hacen ver que estoy sola o peor aún que me hacen sentirme sola.

¿De dónde vienen estos pensamientos?

Cuando era niña soñaba con entrar a mi casa y ser recibida por mi mamá con un fuerte abrazo, escuchar un merecido te amo, sentir que le importaban mis vivencias y desempeño escolar. Deseaba entrar a un hogar cálido, pero no me tocó vivir ese. Llegar del colegio implicaba calentar la comida que previamente había preparado mi mamá la noche anterior o en la madrugada, porque hoy reconozco que su cansancio no le impidió dedicarse durante horas a los quehaceres de la casa.

Siento un nudo en la garganta, quizás sea culpa, porque mi mamá siempre estaba allí con su fortaleza y su vitalidad, siempre firme y de frente a cada situación, mientras yo me quejaba por no tener tantas cosas que deseaba, como ropa y zapatos a la moda, todos los juguetes preferidos, etc. Deseaba más de lo que tenía aunque en mi casa éramos bendecidos porque siempre había todo lo necesario para vivir, pero no había lo que yo quería y la respuesta obligatoria de mi mamá para todo aquello que anhelaba y esperaba como cualquier otro niño era: "no hay dinero". Por lo cual, aun en contra de la voluntad de mi madre empecé a buscar la forma para obtener dinero, recuerdo que iba al estadio de béisbol a recoger las botellas vacías de cerveza y las llevaba al quiosco donde la vendían y de esa forma obtenía a cambio algo de dinero. Reconozco que me daba vergüenza y más aún si me veía el niño que me gustaba. Me preguntaba ¿Por qué no puedo tener una vida normal como las demás niñas? ¿Tener a mi alcance todo lo que deseo?

Queda claro que quería más y que siempre faltaba algo. La ausencia absoluta de un padre y mi madre ausente aun estando presente. No había cariño, atención y dinero, por lo que me sentía impotente.

Fueron tiempos difíciles y a esa edad sentía que el mundo se me venía encima.

Suena como sí ese escenario de mi vida fue bastante cruel y al mismo tiempo el que yo necesitaba (sin librar de responsabilidades a mis padres).

Creo que amo a mi madre y quisiera desbordarme de amor por ella, pero ese amor quizás no sea lo suficiente para comprender que hay tanto dolor y sufrimiento en su niña interior. Aun así, ella siguió y llevo adelante a sus seres más queridos, desde el desconocimiento de cómo apreciarse a sí misma y como sanar sus íntimos miedos. Mi madre ha hablado muy poco sobre su niñez, aunque claramente se reflejaba en su forma de ser y de actuar. En su niñez hubo quizás menos amor de lo que ella quería, pero más sufrimiento de lo que esperaba.

Ahora deseo sacar todo el manantial de amor que ella lleva reprimido en su interior y sé que para que esto pueda ocurrir en armonía debo comenzar conmigo misma.

En este momento caigo en cuenta que suelo ver solo lo que está mal en mí misma y que a medida que he crecido, también he pulido la visión y la autocrítica para establecer desde mí sistema de creencias:

¿Qué es bueno? o ¿Qué es malo?

¿Qué es amar? o ¿Qué es odiar?

¿Cuánto es mucho? ¿Cuánto es poco?

Y en consecuencia, ver que recurrentemente veo lo que según yo está mal, ya que solo puedo ver lo que soy, es decir, mi sistema de creencias.

Así mismo, mi madre siempre quiso que aprendiera cuando algo estaba perfectamente bien o perfectamente mal, con el fin de que cuando yo creciera evitara repetir sus malas experiencias, sin embargo, su actitud provocó en mí sentimientos de culpabilidad e inferioridad.

¿Por qué?

Porque siendo una niña sentía en reiteradas oportunidades que estaba fallando en algo.

¿Por qué?

Porque mi madre en vez de observar en que yo era buena a mi edad, ella quería que fuera buena en habilidades y destrezas que a su edad, ella ya había perfeccionado (quizás a través de procesos dolorosos).

Y si lo veo desde ese punto de vista, mi mamá todo el tiempo estaba haciendo lo que consideraba mejor para mí, pero mi visión era la de un niño. Evidentemente no iba a limpiar el piso como ella le gustaba, pero era una muy buena gimnasta que daba vueltas en el aire, me gustaba decorar la comida que ella se iba a comer, aprendí a bailar viendo a otras personas y lo hacía muy bien, hacía unos dibujos muy lindos, corría rápido, obtenía buenas calificaciones sin necesidad de estudiar tanto, tenía una creatividad impresionante; por ejemplo, cortaba un pantalón que mi madre me compraba con mucho sacrificio y lo modificaba, me disfrazaba de los comediantes y en las reuniones familiares imitaba a los actores que veía en la televisión, y así tantas cosas.

Siempre he sentido admiración y respeto por las personas mayores, ya que son una fuente de conocimiento y sabiduría; sin embargo, a medida que avanzó en la vida me conozco más, gracias a mis experiencias del pasado y a mis principios vitales actuales que me llevan a actuar de forma distinta. He comprobado que las personas mayores se expresan de acuerdo con las experiencias vividas y en consecuencia, de esa misma forma trascender en su entorno. También veo que hay personas que envejecen, pero su comportamiento sigue siendo el mismo, como si los años no le hubieran influenciado hacia la transformación. Por otra parte, quienes se expresan con amor, gratitud, dulzura, respeto y amabilidad, son aquellos quienes han sido educados o se han auto educado con la conciencia de que son el pilar de cualquier relación interpersonal.

Hace años atrás la educación no pretendía traumar a los niños, pero tampoco se consideraba la integración de la poderosa mente de un niño en la exploración del abanico de ingenio que a esa edad se tiene. Lo que se enseñaba tanto en casa, como en las aulas de clase eran así y punto. La rigurosidad, la autoridad y el castigo eran la columna vertebral basada en enseñar con carácter fuerte, con mano dura, dejando de lado el poder de la mente humana, el invaluable valor de las emociones y los sentimientos que deben ser manejados con mano de seda cuando se trata de educar. Los traumas que se engendran en el subconsciente de un niño y que luego de adulto se transforman en la más indomable bestia, donde por más talentoso que se sea, la maraña que se tiene en la cabeza y que le susurra a cada segundo, puede llegar a catapultarlo.

Entonces, cuando comienzo a notar estas experiencias y la forma de decirme quiero amarme y quiero vivir en amor, puede traducirse como:

- Me llena de mucha rabia sentirme estancada en varias áreas de mi vida por no decir todas, porque sé que tengo un bloqueo y me frustra no ver la solución como algo fácil.

- Tengo muchas metas, pero a veces no sé cómo empezar, ni cómo pedir, ni cómo desear. Quizás esté todo ligado a una carencia o a traumas del pasado, no lo sé. Solo deseo verlo. Ver qué es eso que me impide avanzar hacia mi misión de la vida, para soltarlo, ya que para mí es muy frustrante y doloroso.

- Deseo conectarme con mi chispa divina, ser elocuente, alegre, feliz, vivaz, como lo fui en una época de mi vida. Quiero tanto convertir todo el caos de mi vida en milagros y maravillas, sacar de raíz los fantasmas del pasado, los miedos, los temores, las angustias y saber que nací para estar en la cúspide a través de mis dones, capacidades y talentos. Quiero sentirme completa, entera y dichosa. Quiero poder ver hoy y siempre las bendiciones en mí vida y apreciar las oportunidades. Quiero dejar de vivir en el caos, dolor y sufrimiento, libre de ambientes hostiles.

Sé que debo reconocer mi propia fuente de inspiración y creación.

¿Cómo lo hago? ¿Por dónde empiezo?

Por ejemplo, considero que gran parte de mi vida he vivido en círculos, como si ciertas escenas se me repiten una y otra vez, sin lograr aprender de esas experiencias para poder sacar lo mejor. Sé que es por miedo a ver aspectos de mi sistema de creencias que provienen desde mi carencia, que me han dado pequeños placeres, que me han dado la ilusión de que estoy controlando la situación o en el mejor de los casos que estoy controlando mi vida.

Despertar un día y darme cuenta de que tratar de controlar mi vida o una situación, es tan solo una pequeña posibilidad de las ilimitadas soluciones que existen, me lleva contra la espada y la pared; porque hay una evidencia de que tengo que actualizarme a mí misma, eliminando algo que había creído era mí más pura verdad y es donde entran en juego muchos factores como ¿Cómo hacerlo diferente? ¿Por dónde empiezo? ¿Qué va a pasar conmigo? La evolución puede crear resistencia por miedo al cambio o por flojera a atravesar todo el proceso, etc.

Porque sé que cuando pregunte y honestamente quiera avanzar, la vida se encarga de traerme las experiencias con sus personajes incluidos, a través de los cuales voy a hacerlo. Entonces, es cuando me conecto con mi propia fuente, mi propia creación y dejo que todo fluya, porque confío en que ella sabe bien lo que está haciendo, es sencillamente una sincronía donde todos y cada uno de los involucrados en mí viaje de vida, así como también las mismas experiencias, están entrelazadas unas con otras.

La Sincronía de la Vida

Empezar a entender y a entrelazar mis vivencias, una tras otra (como ver una película por partes, donde al final todas las fotografías encajan), no fue posible de digerir sino hasta pocos días antes de hacer un viaje, donde comprendí perfectamente la sincronía de la vida. Desde todas esas experiencias de mi niñez, hasta las personas que llegaban a mi vida, incluyendo las circunstancias, como cuando alguien me dice: "eso está pasando por una razón, suéltalo que algo debes aprender", y yo digo: "bueno no sé qué tendré que aprender, pero en estos momentos solo sé que tengo rabia o tristeza o desilusión o frustración o etc."

Lo anterior lo descubrí al llegar a New York, que por cierto, ha sido una gran bendición, todo ha ido pasando, una cosa tras otra.

Por hablar de ¿Qué me trajo a New York? y ¿Cómo llegué a New York?

Hace cuatro años conocí a un hombre, nos hicimos novios y al cabo de unos meses tras un accidente que tuvimos juntos en moto nos tocó convivir y fue el inicio del final de una relación. Sin embargo, pasado unos meses esta persona atravesó por una situación donde fue despojado de parte de sus recursos para un viaje profesional que tenía planificado hacia Europa. Yo decidí viajar hasta su casa para regalarle mis ahorros que tenía en dólares, así él podía asistir al seminario para seguir creciendo en su carrera profesional. Evidentemente si yo tenía el dinero y me enteré de que él lo necesitaba ese dinero era para él, fue lo que pensé.

Siendo honesta conmigo, fue la primera vez que me desprendí del dinero con una consciencia correcta, donde sabía que al igual que el flujo del agua que viene desde lo más alto de una montaña, baja y va hidratando todo a su paso en su proceso de viaje hacia el mar. El agua se mete por toda la tierra, llenando de vida a la vegetación, quitando la sed a los animales y sin embargo, no tiene menos agua. Esto se debe porque el flujo de la vida del agua está contenido en todo su proceso: baja al mar, se evapora y luego vuelve a caer con las lluvias.

Volviendo al tema, transcurridos tres años yo tenía planeado mudarme a México, había buscado universidad para hacer una maestría, estaba recibiendo ofertas de empleo de empresas, pero tenía un gran deseo de venir a New York para el evento Rosh Hashanah, lo que implicaba gastar mis ahorros para irme a México. Tenía que elegir una entre México y New York.

Fue cuando recibí una llamada de alguien que no sabía quién era. Era mi exnovio que me llamaba para decirme que él tenía algo que era mío y que estaba buscando la manera de hacérmelo llegar. Yo me empecé a reír en ese momento porque caí en cuenta y comprendí, que todo el sufrimiento y drama que sentí por su infidelidad no era más que parte de un mensajero que para aquel entonces llego a mi vida no para ser el "felices para siempre", sino para ser el banco de ahorros que guardaría mi dinero por tres años, dinero que luego yo usaría para algo donde verdaderamente iba a transformar por completo el resto de mi vida.

Él estuvo en mi vida como una pieza del rompecabezas, de esto que llamamos viaje de vida y por este motivo se lo agradezco.

Tres aprendizajes que me dejó esta experiencia:

1. Dar y soltar de forma incondicional con la consciencia correcta.

2. Saber que todo está pasando por un propósito más grande, no tomarme nada a personal.

3. Cada persona viene a mí vida para mostrarme algo, no necesariamente va a durar toda la vida y en el momento que tiene que ser, cada uno sigue su camino.

Como todo en la vida, las situaciones están ocurriendo para algo más grande, por lo tanto, todo lo que vivo es bueno.

Estando en New York, decido solicitar asilo político tras una salida de mi país dolorosa e inesperada que me convirtió en persona no grata en mi propio país, ya que aparezco en una lista negra de personas que están vetadas por estar en desacuerdo con las políticas económicas y sociales del gobierno. La realidad venezolana para este momento es que si por alguna razón te detienen, revisan su identidad en el sistema y comprueban si estás de acuerdo o no con el gobierno, aun siendo una buena ciudadana, puedes en el mejor de los casos estar en una cárcel por delitos que ellos mismos inventan sobre las personas y cuyos casos nunca llegan al juzgado, en el peor de los casos las personas no vuelven a sus casas y aparecen muertas por culpa de la delincuencia, ajuste de cuentas (así sea la personas más buena del país), muchas veces crean una historia que no existe, solo para justificar la muerte de la persona fallecida. En mi caso me advirtieron que si volvía a Venezuela me iban a buscar hasta debajo de las piedras.

Esto fue algo que no me lo esperaba y estando en New York, tardé algunos meses en saber si irme a México o quedarme, ya que volver a Venezuela no era una opción.

De esta manera comencé desde cero, experimentando y viviendo la vida el inmigrante, donde dentro de todas las posibilidades reconozco que me tocó vivir las mejores, pero aun así era algo completamente nuevo para mí y le dio muy duro a mi ego.

Sentía la necesidad de que tenía que hacer un cambio radical en mi vida, ya que esta situación me había desestabilizado internamente. Estaba consternada y no sabía que me ocurría, me sentía triste y con muchas ganas de llorar, me sentía sola y desamparada, me preocupada por mi capacidad de ganar dinero y sentía que había caído bajo, estando en un país como inmigrante, sin hablar el idioma, sin tener el control de esta nueva cultura. Sentí que estaba viviendo el mismo momento cuando tenía 18 años y dejé la casa de mi madre para mudarme a Valencia, lo que implicó vivir alquilada en una habitación, tener empleos de bajos salarios, construir amistades, etc. Emocionalmente viaje en retrospectiva al pasado dentro de mi propia película de vida, lo cual me dio la impresión de que estaba involucionando.

Es una situación tipo Déjà vu, como algo que ya había vivido.

Recuerdo que lo converse con mi maestra Deborah y ella desde México me dijo: "si, efectivamente estás empezando desde cero, pero estás en otro nivel", "vas a llegar muy lejos y todo esto que estás viviendo te está convirtiendo en una persona humilde; acepta las humillaciones, porque son parte de un proceso de aprendizaje de vida que te hará tratar a los demás como lo que son, seres vivos". "Tu capacidad de ingresos de ahora, te están aportando suplir tus gastos de ahora, honralos"

Sentimientos Encontrados

Ese mismo Déjà vu me ha hecho volver a mi infancia, siento tanto contraste como sentimientos encontrados con mi niñez. Los sentimientos son de fracaso y al mismo tiempo frustración.

Fracaso por sentir que me falle a mí misma y frustración por no poder controlar las "personas y situaciones que no dependen de mí".

Es como verme encerrada en una caja de cristal cuando tenía entre ocho y diez años. Siento que quiero muchas cosas pero no las puedo tener, como cuando mi mamá me decía que no había dinero. Me siento estancada, sola, sin dinero. ¿Pero mi mamá no está aquí? Entonces ¿A quién culpar?

En el área donde vivo me recuerda mucho al pueblo donde crecí, aunque vivo en New York, estoy rodeada de personas que provienen de los pueblos de otros países. Generalmente son muy bondadosos y hospitalarios, pero al mismo tiempo dentro de su propio mundo viven sin pensar cómo las consecuencias de sus actos afectan al resto de los vecinos. Como por ejemplo, colocan su música a alto volumen sin importar la hora, fuman marihuana en la entrada del edificio y lanzan la basura en las áreas comunes. Evidentemente, es porque para ellos está bien actuar así, ya que no saben cómo hacerlo de otra manera. El punto es, que está situación a mí me incomoda y me frustra porque yo soy una buena ciudadana y vecina.

Así pues, la vida me condujo hacía una familia que ha sido una bendición para mí y en cuanto al lugar puedo asegurar que ha sido el apropiado para este proceso. Por lo que sé que estaré aquí por el tiempo que sea necesario, por lo tanto, sentirme frustrada tiene que convertirse en mi trampolín para trabajar en sanar mis emociones hacia este tipo de personas con actitudes que me hacen revivir mi pasado (que no tienen nada que ver con la familia que me acogió).

¿Cómo lo hago?

¿Qué es lo que más me molesta?

¿Por qué me molesta?

¿Por qué enfoco mi atención en lo que no me gusta?

Con amor tengo que aceptar a estas personas y a su propio proceso tal como son, porque sé que ellos al igual que yo son buenos y actúan según lo que ellos creen que está bien para ellos, según lo que se les enseñó desde niños, según sus propias creencias, según sus propias expectativas, según sus propias inseguridades y frustraciones, no desde lo que creen que está bien para lo demás, porque ellos son los únicos que piensan en sus propias cabezas, no en la cabeza mía, por ejemplo. Cada uno va a su propio ritmo.

Me molesta porque quiero tener el control sobre todo, porque desencajo con la mentalidad de la mayoría de las personas del área donde vivo, pero soy yo quien vino a su área, por lo tanto, o me adapto o me muevo.

En vez de enfocar mi atención y energía en lo que no me gusta, debo enfocarme en lo que sí quiero e ir por ello, debo apreciar donde estoy, ya que esto me ha permitido tener un hogar que se adapta a mí capacidad de pago de este momento. A su vez, me ha permitido ver cómo vive un inmigrante promedio y cómo desde sus recursos ayudan a otros, sin importar raza y color. Esto es amor puro.

Por lo tanto, empiezo a trabajar para transformar mis pensamientos y sentirlos como si ya estuviera pasando: "me veo viviendo en mi propio apartamento, en un área más tranquila, silenciosa y limpia, donde el bien común sea parte de la comunidad. Recibo visitas de personas con las cuales comparto actividades a fines. Disfruto de vecinos amables y respetuosos, pero sobre todo me siento en paz en mí misma, ya que es la misma paz que va a ir conmigo a donde quiera que vaya."

Lo anterior suena fácil, pero cuando estoy viviéndolo y sintiéndolo, es la única realidad, donde pensar en positivo se convierte en todo un reto.

Entonces, creo que debo tener un deseo genuino si pretendo cambiar mi realidad desde adentro. Como cuando era una niña, yo recuerdo que deseaba con todo mi corazón, cerrando mis ojos y sintiéndolo como si ya estuviera pasando. ¿Cómo es eso? Es único.

Siempre he tenido el deseo de tener mi propia casa, tener a mi lado al esposo ideal para mí, con nuestra propia familia, dedicarme a hacer aquello para lo cual soy buena de acuerdo con mis capacidades y creatividad, al lado de personas geniales, disfrutar de buenas amistades. Manifestar todo aquello que más deseo.

Aunque, pensándolo bien, yo deseo y no pasa, es decir no funciona. Todo eso que quiero ya lo he tenido de alguna manera y no obstante, me sigo sintiendo vacía o sola, como si algo me faltara.

¿Cómo logro conectar?

Si me conecto con la energía de un hogar que incluyen la calidez, la hospitalidad y la sensación de pertenecer… creo que es eso lo que quiero. Desde donde vivo ahorita yo quiero sentirme tranquila, relajada, feliz con quienes vivo, quiero que se sientan como en casa y poder servirles con mis dones y talentos en lo que necesiten y así sentirme yo como en mi familia.

Si me conecto con la energía del amor para manifestar en mi vida a mi alma gemela, empiezo por escucharme a mí misma, por hacer lo que a mí me gusta disfrutar estando sola, hablándome con amor, cocinándome, mimándome, disfrutando de una película. Sintiéndome bien con lo que hago.

Si me conecto con la energía de la abundancia y la prosperidad incluyendo el dinero, me abro para recibir todo lo que el universo quiere darme a través de los lugares que quiere hacerlo y no desde mi comprensión de cómo fluye la abundancia. Partiendo de que la prosperidad es lo más fácil de manifestar en mi vida y de que todo lo que necesito viene a mí de lugares que conozco y de lugares que desconozco. Por ejemplo, si quiero dinero para comprar ropa, puede que vaya a un lugar que esté en descuento o que la obtenga a través de alguien que me la regale. Hay muchas maneras de manifestar la abundancia en mi vida, pero debo aprender a aceptar y recibir lo que la vida me está proveyendo por medio de la perfecta forma que sabe hacerlo y no desde donde yo espero que ocurra. Si yo no sé recibir, la vida me va a dar de acuerdo con mi capacidad de recibir, si quiero recibir más, tengo que empezar por aceptar lo que se me está dando hoy y a su vez trabajar internamente para aceptar más y más. Ocurre lo mismo si no se dar y compartir, al inicio voy a dar poco hasta que vaya aprendiendo a desprenderme y que dar grandes cantidades no lo vea como una perdida.

Si me conecto con la energía de la amistad soy la amiga comprensiva, amorosa y alegre de mí misma, ya que como me trato a mí, dependerá cómo voy a tratar a los demás y a su vez, como me van a tratar ellos. Trato a mis amigos con amor y respeto y sé que los voy a amar con todos sus rasgos, sin embargo, solo voy a aceptar de vuelta aquello que yo he dado a ellos, no menos, de lo contrario porque me amo me retiro. Es sumamente importante saber cómo valoro y cultivo la amistad que tengo conmigo, ya que proporcionalmente desde allí nace el cómo permito que avancemos juntos en nuestro viaje de vida.

Mi gran deseo es ser hoy lo que tengo que ser, desde la más grande y sublime acción. Es como cuando cierro mis ojos y cuando los vuelvo a abrir: ¡taran! Todo es perfecto. Pero perfecto desde lo innato, desde adentro, desde la esencia, sin tapujos, sin incredulidades. Como cuando sorprendo a los niños, ellos se sienten llenos de magia; pues esa misma magia me sorprende a mí, a mi niña interior, a mi mujer interna, a mi hombre interno, a mí ser; y mi alma se regocija. Experimento todas las sensaciones, dejo que mi alma se exprese libremente a través de mi cuerpo y de la nada empieza a fluir, como si se destapara la boca de un río y las tierras se mojan, todo empieza a reverdecer, a florecer y todo emerge. Pero no de la nada, siempre estuvo allí, siempre ha estado aquí, adentro, guardado, bien reservado, esperando el momento adecuado.

¿Y cómo sé cuándo es el momento adecuado? ¡No lo sé! Hoy supongo, siempre es hoy, es todo lo que tengo.

Por ejemplo, la vida quiso que viniera a New York. Me sacó de allá y me trajo aquí. ¿Por qué? Yo quería ir a México.

Ok, ser racional no me ha llevado a sentirme en paz, sé que mi trabajo no es entender cómo opera el universo, debo fluir como ya lo he aprendido de experiencias anteriores, superar mis propios miedos, esos que están apareciendo hoy y que me están mostrando mis más sublimes emociones internas.

No entiendo ni hablo inglés ¡qué bueno! El hecho de no entender el idioma pasó de ser un problema a dos grandes oportunidades. La primera fue que al no comprender nada de lo que la gente me decía, sobre todo cuando me cruzaba con personas que estaban molestas en la calle y decían palabras llenas de odio, no me impregnaba con esa energía, por lo tanto, aunque sus gestos dijesen mucho, el no comprender a profundidad me permitió no engancharme y seguir adelante como si nada. Lo segundo fue tener la oportunidad de aprender un nuevo idioma desde la propia fuente, nutrirme de otras posibilidades para poder llegar más lejos y expandirme no solo a los que hablan español, sino también a las diferentes lenguas que hay en el mundo. Porque sé, que esto lo estoy aprendiendo para algo más grande que me espera adelante.

Con respecto a sentirme sola y estar en una nueva cultura sabiendo que estaba empezando desde cero, me dio la capacidad de seguir mi propio instinto, mi propio GPS, en vez de rehacer mi vida de acuerdo con los consejos de mi familia y amigos. Me sentí libre de ser yo misma, en vez de sentirme limitada por los lazos de una estructura social o familiar.

El dinero que había sido otro problema se convirtió en una maravillosa oportunidad de apreciación, ya que cada dólar contaba y por lo tanto empecé a administrar de mejor forma mi dinero. El "no tener dinero" se tradujo en: ¿Cómo puedo generar dinero? Solo puedo subir como la espuma. Después de estar en el suelo, viene levantarse ¡magnífico!

Estoy en el kilómetro cero hacia el éxito. Desde aquí voy hacia arriba.

"Menos mal solo fue Cáncer".

Christian

Menos Mal Solo fue Cáncer

Estoy tratando de recordar la fecha, quizás fue a comienzos de marzo o final de febrero que empecé a sentir un dolor en mi seno izquierdo, el cual se fue incrementando poco a poco y al mismo tiempo yo fui ignorando, hasta llegar a un punto que se hizo intolerable.

Este malestar me llevó el 5 de abril a ir a la emergencia del hospital Presbyterian ubicado en la calle 168 de Broadway en Washington Heights, ya que era el más cercano a mi casa. Me atendieron muy rápido y la doctora me comentó que lo más probable es que mi dolor se debía a la ruptura de mi implante mamario. Me envió a la farmacia a recoger mis medicamentos y me recomendó que fuera donde un especialista. Como para aquel entonces yo no disponía de un seguro, no me realizaron ningún tipo de exámenes en este hospital.

Posteriormente a este episodio y para mi sorpresa, desde aquel hospital se encargaron de enviarme a una trabajadora social. Yo recibí una llamada de una mujer quien me dio las directrices para ir a mi médico primario, médico de cabecera en los Estados Unidos.

Habían transcurrido casi diez años desde que decidí colocarme implantes en mis senos, en aquel momento yo me documenté sobre el tema, antes de hacerme la cirugía. Sabía qué tipo de implantes tenía dentro de mi pecho y no precisamente de los que se rompen; también sabía que un implante no se encapsula después de nueve años, eso generalmente suele ocurrir dentro de los primeros seis meses después de la cirugía. De igual forma lo consulté con un amigo que es cirujano plástico, quien después de hacerme una serie de preguntas me dijo: "debes ir a un médico cuanto antes". Creo que él sabía lo que estaba pasando, pero tal vez no quiso angustiarme.

En el transcurso de todo este tiempo el dolor se iba incrementando más y más. Yo seguía tomándome el tylenol (acetaminofén) que había comprado el 5 de abril según la descripción: una cápsula cada ocho horas. Sin embargo, empezaron a aparecer otros síntomas en el seno, como hinchazón, una sensación de ardor por dentro, se sentía caliente y en la parte baja del seno sentía algo duro parecido a la cubierta del coco (posteriormente esta misma sensación apareció en la parte de arriba del seno), también sentía una presión. Desde el cinco hasta el veinticinco de abril, incremente la dosis de las pastillas, tomándome dos cada cuatro horas, ya que el dolor no desaparecía.

Con el seno más inflamado, se empezó a tornar de color rojizo. Llegó la cita con mi médico primario quien me examinó y se encargó de conseguir una cita con mi médico del seno lo más pronto posible, así que al cabo de dos días estaba viendo a mi médico del seno.

Al llegar a mi cita con el mastólogo fue cómico y al mismo tiempo me sentí como en una fábrica por la forma robótica como atienden en estos hospitales. Hay alrededor de diez cubículos, la enfermera va llamando a las personas y con una máquina que hace todo el trabajo por ella, saben cuál es mi peso, mi estatura, mi presión arterial, la temperatura de mi cuerpo y mi frecuencia cardíaca. Luego, me vuelven a llamar para que pase al cubículo, pero ahí tampoco está el médico, aquí está otra enfermera que se encarga de hacer las preguntas sobre el paciente y los síntomas que me condujeron al hospital, tercero entra finalmente el médico al cubículo para examinarme y en menos de cinco minutos ya se ha ido, ya que debe entrar en el cubículo del frente o al de al lado. Esto es un verdadero negocio donde el contacto médico-paciente no existe, de hecho no hay posibilidad de involucrar sentimientos y emociones con el personal del hospital. Regla que yo desde el primer día ignoré.

El médico antes de salir del cubículo me hizo la acotación que si empeoraba, acudiera a la emergencia del hospital.

Después de la consulta debía esperar hasta el 8 de mayo para realizarme la mamografía y un eco mamario. Yo veía mi seno y me pregunté ¿8 de mayo? Eso es mucho tiempo dado la intensidad del dolor que sentía, que ya las pastillas no podían eliminar. Esta razón me llevó a acudir a la emergencia del hospital al día siguiente, previamente acordando con mi amiga Mariale quien con su amor incondicional estuvo conmigo y se convirtió en mi apoyo en todo este proceso.

Estando en la emergencia del hospital Harlem me hicieron todos los exámenes y alrededor de las 3:00am, se acercaron los médicos de turno para informarme sobre los resultados. El médico me dijo: "le tenemos malas noticias, tiene una gran infección que ha tomado gran parte de su seno izquierdo y debe ser intervenida quirúrgicamente", mostrándome la imagen de la resonancia desde su celular. Inmediatamente resaltó: "no beba, ni ingiera alimentos, ya que el lunes le haremos una intervención quirúrgica". ¿Por qué tenía que dejar de comer y beber? Si la cirugía era en dos días, era algo absurdo.

Al día siguiente, mi pregunta fue respondida ya que estando en la habitación se acercan dos médicos y me preguntan: "¿usted sabe que en dos horas entra al quirófano?" A lo que yo respondo: "¡no!" Fue entonces cuando empezó el viaje de las cirugías. También se acercó un trabajador social para asegurarse de que todos mis gastos fueran cubiertos por un seguro.

Antes de entrar a la sala de operaciones se acercó el cirujano plástico que haría la intervención, para explicarme el procedimiento me dijo que extraerían la infección y luego el implante de mi seno izquierdo porque era un agente externo que posiblemente estaba contaminado.

Le pregunté si también podían remover el implante del seno derecho y ella respondió: "no, solo trataremos el área afectada". Me recomendó que consultara con mi cirujano plástico sobre el tema. En ese momento rompió el nudo que tenía en mi garganta y entré en llanto expresándole mi situación, ella escuchó, se conmovió y me dijo que debía consultarlo con su homólogo, ya que era una decisión que no dependía solo de ella. En menos de veinte minutos la cirujano había regresado donde mí para informarme que si iban a extraer ambos implantes.

Cuando finalmente desperté, supe que la cirugía fue un éxito, la cirujano me comentó que fue una buena idea remover ambos implantes, ya que a pesar de que ellos estaban en buenas condiciones, encontraron un líquido extraño en el seno derecho parecido al del seno izquierdo. También me dijo que el lunes ya estaba de vuelta en mi casa. Sin embargo, no fue hasta el miércoles que pude salir del hospital ya que con el pasar de los días el seno no mejoraba como los médicos esperaban y empezaba a inflamarse de nuevo.

Al salir del hospital la familia Valencia me ofreció la hospitalidad de su casa mientras ellos estaban de viaje en Israel, para que durante mi proceso de recuperación estuviera tranquila, sola y pudiera reflexionar sobre todos los sucesos que estaba viviendo en forma de cascada, uno tras otro. También se aseguraron de contactarme con un sanador que vive en Israel, quien me confirmó que tenía una infección y me recomendó algunos medicamentos naturales como el aceite de orégano, extracto de la semilla de la toronja, algunos ejercicios y meditaciones.

Ha transcurrido una semana y debo regresar a mi consulta para ver la evolución y quitar los puntos. No obstante, mi médico especialista del seno me envió a hacerme una biopsia para descartar que fuera Cáncer, ya que la cirujano plástico insistía en que algo mayor estaba pasando dentro de mí, cuando mi médico del seno me aseguraba que los síntomas no presentaban nada relacionado con el Cáncer. De los exámenes solo pude realizarme el eco mamario, ya que el seno seguía inflamado para hacerme la biopsia.

Quince días después acudo una vez más donde el cirujano plástico para remover el drenaje. Ella se impresionó por la magnitud de la inflamación y enseguida llamó al médico del seno, quienes decidieron hacerme una segunda cirugía ese mismo día 12 de mayo.

La segunda cirugía era para hacer la biopsia en mi seno izquierdo. Tomaron muestras de dos lugares, que era donde inicialmente se me había colocado la piel dura como comenté antes. En ambas partes las heridas quedaron abiertas, ya que eran dos huecos que no podían suturar y debía esperar entre dos o tres meses hasta que se cerraran solos. Esta fue la razón por la cual me asignaron una enfermera que venía hasta mi casa a diario para hacerme las curas correspondientes. Ella venía cada día con una sonrisa, con amabilidad y con dulzura se dedicaba a mí. Te has convertido en algo más que mi enfermera, eres un sublime apoyo que siempre tiene palabras de aliento y amor hacia mí. Que bendición es que hayas llegado a mi vida Judith.

Esta intervención ha traído consigo mucho aprendizaje. Duré tres días en el hospital y durante el 12 de mayo y el 7 de junio amanezco empapada hasta la espalda de un líquido que sale de las heridas abiertas, a pesar del trabajo minucioso que Judith dedica en limpiarme y dejarme con suficientes gazas. También conforme pasan los días, Judith empieza a venir solo tres días a mí casa, por lo que un olor desagradable se concentra durante dos días seguidos en mi espalda. Un día me encontraste llorando desconsoladamente y sin más, con mucho cariño te tomaste tu tiempo para limpiarme como a un bebe y me dijiste que traerías un gel para que la cicatriz cerrara más rápido. Gracias Judith.

Por otra parte, mi amiga Mariale puede venir solo los fines de semana, sin embargo, como todas las bendiciones que no suelo ver, también apareció en mi vida una hermana mayor, que aunque había tenido, nunca había experimentado esa energía, ella es Sasha, que a pesar de tener menos años que yo me enseñó con su ejemplo al igual que su padre, el verdadero significado del amor incondicional. Sasha viene donde mí y se asegura que yo coma, de limpiarme, de limpiar mi habitación, de lavar mi ropa; ella me abraza y me habla con mucho cariño, conversamos por un rato, hasta que ella debe seguir en sus asuntos.

Durante mis citas médicas tuve la bendición de contar con bellas personas que me acompañaban a mis consultas, pero nadie pudo acompañarme al hospital el 25 de mayo, el día que mi médico del seno me hablaría sobre los resultados de la biopsia. Me aseguré de llegar puntual a mi cita, de hecho, antes de la hora, no obstante, todos los pacientes fueron llamados primero que yo, todo se quedó solo y cerraron el área. Me extrañó y estuve a punto de levantarme para reclamar, pero después de semejantes cambios radicales en mi vida empecé a tomarme las cosas con más calma y dejar que todo se diera en el momento en que tenían que ocurrir, así que espere a que me llamarán y punto.

Cuando finalmente el médico me llamó, entré al cubículo y lo primero que el médico hizo fue preguntarme: "¿Vino con su amiga?" A lo que le respondí que había llegado sola. Por lo general dentro del cubículo está el médico y el intérprete, pero esta vez empezaron a entrar más personas, cerraron la puerta y el doctor me dijo: "no me gusta lo que le voy a decir, pero debo hacerlo, los resultados arrojaron afirmativo para Cáncer".

Jamás me habría imaginado este tipo de resultado. A decir verdad, yo estaba muy impaciente y asustada, porque los médicos no sabían que me estaba pasando. Es una realidad muy angustiante para mí que aun atravesando por tantos procesos quirúrgicos, exámenes y medicamentos, no tenga la información de lo que está pasando dentro de mi cuerpo. Es una situación misteriosa que me mantiene en suspenso.

Cuando el médico me habló, yo me quedé sorprendida ya que dije: "¿Cómo?" él no me está diciendo eso a mí, se suponía que él me iba a mandar unos medicamentos más fuertes ya que las otras pastillitas no estaban eliminando la infección. Le hice una serie de preguntas, pero él me dijo que no era la persona adecuada para responderlas, ya que no era especialista en esa área.

Me mantuve tranquila porque me imaginé, que eso al igual que todo en mi vida tenía una solución. Al menos ya sabía que tenía.

Entonces le dije: "¿Cuál es el siguiente paso?"

Él me respondió: "deberás ir donde el oncólogo en el hospital Lincoln, le hemos programado una cita para el próximo lunes".

"Me vio a los ojos y me dijo: este es un trabajo que haremos juntos, porque yo estoy contigo." Ramcharan A.

Después de sus palabras me abrazó, haciéndome sentir segura y salí del cubículo. Las personas encargadas del trabajo social se aseguraron de que tuviera el seguro adecuado para el siguiente paso que iba a dar, fueron muy amables y dulces, de hecho Patricia pasó a ser una persona muy especial en mi vida.

Solo personas amorosas y amables están a mi servicio en cada momento de este proceso de mi vida.

Una vez más recordé la tristeza que había tenido, porque tras dos cirugías los médicos no lograban darme un diagnóstico concreto del por qué mi seno no mejoraba y cada día me sentía peor. También, me estaban suministrando unas pastillas que hace años habían reemplazado en Venezuela por otras más avanzadas. No entiendo cómo es qué el médico del seno en varias oportunidades me había dicho en las evaluaciones previas a la biopsia que no había síntomas de Cáncer.

Debo reconocer que al salir del hospital empecé a darle vueltas al asunto, como a buscarle una lógica. Tomé el tren que conducía hasta mi casa, porque a pesar de no estar en condiciones de andar en ese medio de transporte yo necesitaba caminar. Tome el tren 2 y en la estación 96 cambié al tren 1 para subir a mi casa, estando en el tren me desplome y no paraba de llorar.

Saliendo de la estación recibo una llamada de una persona muy especial, Josie, fue la primera persona con quien hablé y recuerdo que no me salían las palabras para expresarle mi inesperado diagnóstico.

¿Cómo sé que es algo físico? Cuando dentro de mí sé que es ilusorio, que no es real. Es algo complicado de procesar para los cinco sentidos.

Entendí, que la vida puede cambiar en cuestión de segundos, que soy yo quien conduce mi vida hacía el camino que mejor me conviene conforme mis necesidades y deseos buscan ser satisfechos, en donde eso que más me conviene está condicionado por mi sistema de creencias, quien de forma fiel a mí me hace realidad todos mis deseos.

Y quizás eso pueda responderme ¿Cómo una infección pasó a convertirse en Cáncer si tanto la ciencia, como la medicina holística me habían dicho que era una infección?

En el fondo ¿Qué quiero yo? Amor, atención, dedicación, que se ocuparan de mí; no me gustaba los cambios que la vida me estaba empujando a dar, etc.

¿Cómo me siento?

¿Hasta qué punto he llevado mis defensas?

¿Por qué no puedo ver más allá de la situación actual?

¿Y Por qué estoy estancada en algo que no me gusta?

Sé por mi propia experiencia que los procesos de la vida son momentáneos y que a medida que continúo avanzando, voy a ir perfeccionando las áreas que en este momento puedan estar débiles. Siendo realista, evidentemente saber que no podía volver a mí país fue el punto de quiebre que me hizo sentirme desestabilizada, sola y perdida.

Pero más allá, la vida me estaba moviendo a dar un cambio radical en mi vida, desde lo más profundo de mí, desde adentro, desde mis emociones, desde mis sentimientos, desde lo que consideraba que era bueno y malo, desde lo que consideraba estaba bien o mal, desde mi propio carácter y el aprendido de otros, desde mis alegrías y desde mis sufrimientos, desde mis dones y talentos, así como también desde el conocimiento adquirido a lo largo de mi vida, desde la perspectiva del mundo que yo tengo y he tenido, desde la humildad, desde el amor y por el bien de mi paz interior.

Sin duda alguna me había creado esta realidad, pero ahora sé que hay cosas peores. A decir verdad menos mal solo fue Cáncer

"No permitas que nadie te infunda miedo, incluyendo lo que te van a decir los médicos."

Nitzan

Las Palabras Correctas

La perspectiva del foco. En mi país de nacimiento hay un refrán donde el foco es seguir estando mal: "si no te mata el remedio, te mata la enfermedad", entonces ¿Para qué me tomo el remedio?

Tras recibir la noticia de que nunca había sido una infección, más bien era Cáncer, vinieron a mi mente las sabias palabras de aquel hombre de Israel, que me dijo:

"No permitas que nadie te infunda miedo, incluyendo lo que te van a decir los médicos." Nitzan

Sin duda alguna, estas palabras me sirvieron mucho en mi primera cita con el oncólogo en el hospital Lincoln el lunes 29 de mayo del 2017. Fui en compañía de Jessica quien estuvo conmigo en toda la reunión. Me presentan al médico de turno, un hombre alto, delgado, con rasgos hindú y a su lado una amable enfermera, quien también sirvió de intérprete.

El médico me examina mi inflamado seno, lleno de líquido que sale de las heridas. Posteriormente, me empieza a hablar del diagnóstico mirándome fijamente a los ojos: "tienes Cáncer de seno, grado 3, uno de los más agresivos, estimamos que debe haber empezado hace cuatro o seis meses y se encuentra en el seno izquierdo y parte de la axila izquierda. También debemos hacer otra biopsia, esta vez en tu axila derecha, ya que en el PET SCAN[1] que se le hizo, detectó algunas alteraciones. Si el resultado es positivo, seria Cáncer grado 4 y para ello no hay tratamientos, sería el final del proceso".

Adicionalmente, me indicó que la menopausia aparecería como un efecto secundario del tratamiento, al igual que posiblemente podría padecer leucemia.

Fue cuando dije: "parte del trabajo de este hombre es ser portador de malas noticias, donde si salgo ilesa de la enfermedad, no lo haré con el tratamiento". ¡Paradójico!

Mi respuesta hacia el médico fue ¿Cuándo comenzamos?

De la misma manera conforme el médico está hablando la enfermera me va traduciendo y al final de la conversación con el médico, ella prosiguió:

"Debes saber escuchar a los médicos, haz de cuenta que es Dios quien está hablándote a través de ellos y que siempre será para tu bienestar. Sin embargo, no creas todo lo que te dicen, porque yo tuve Cáncer hace siete años y siempre salí bien de todo. Aférrate a fuerza de Dios, que él todo lo puede."

"Este es un proceso que, si lo abrazas te dejará grandes frutos. Mírame, ahora estoy trabajando en un oncológico. Yo siento que fui puesta aquí para ser un canal de apoyo para los

---

[1] PET SCAN por sus siglas en inglés Positron Emission Tomography (Tomografía por Emisión de Positrones). Es una técnica de medicina nuclear que utiliza sustancias radioactivas para observar la actividad metabólica de los tejidos.

*pacientes que pasan por este piso del hospital e impulsarlos a
que sepan que estarán a salvo." Enfermera*

En pocas palabras vivir mi proceso, escuchar a los mensajeros de Dios y tener el discernimiento para saber desde mi intuición (alma) lo que me sirve y lo que no. Estas tres recomendaciones harán que me mantenga serena y tranquila, dejando al miedo fuera de la ecuación.

Las palabras del médico me llevó a reflexionar, cómo ellos que estudian tanto la anatomía del cuerpo físico y que sin duda alguna lo hacen para que el paciente se sane después de recibir los procedimientos que son apropiados para la enfermedad, se olvidan del poder interno que ellos mismos también tienen, ya que por ejemplo, el médico especialista en huesos (traumatólogo) sabe perfectamente cómo llevar el hueso a su lugar después de una fractura, pero es la creación interna del cuerpo mismo, quien en su tiempo correcto y de forma silenciosa se encarga de sellar el hueso. Por eso dicen que el éxito de una cirugía radica en el reposo que el paciente tiene después de la cirugía, ya que es el tiempo donde la inteligencia interna está operando en su máximo potencial para que cada órgano libere los componentes que se necesitan en pro de restablecer el equilibrio en la zona afectada. Así como también es el mismo tiempo donde el paciente podrá estar en la tranquilidad para ir a la raíz interna de por qué le sucedió esto. Si el paciente no tiene el debido cuidado correspondiente después de la cirugía, entonces no permitirá que su propio cuerpo se sane y finalmente señalará al médico de mala praxis. En el peor de los casos buscará por todos los medios la forma de desprestigiar al médico.

Continuando con mi temporada de cirugías, llegó el martes 30 de mayo y hoy tengo planificada mi tercera cirugía. Esta vez para introducir el catéter que estará conectado a la vena central que se encuentra en el pecho. De manera tal, que cuando me administren la medicina intravenosa (quimioterapia) entre directamente al corazón y éste se encargue de distribuirlo por todo el cuerpo, ya que el tratamiento será por un periodo de varios meses.

Como siempre estoy rodeada de personas hermosas, estuvieron desde muy temprano mis amigas Jesse y Adriana (quien a pesar de estar embarazada ha estado conmigo en todo este proceso).

El médico del seno, que se convirtió en mi pana como decimos en Venezuela, llegó a la sala de pre-cirugía, chocando la cinco (chocando las palmas), me dio los detalles de la cirugía y me acompañó hasta el quirófano. Ya habíamos creado una relación energética (como amigos) de la cual no hablábamos, pero que se sentía. Esto me hizo sentir en confianza y no como una paciente más de las estadísticas.

La operación fue todo un éxito, salí del hospital comiendo arepa (desayuno tipo venezolano) que había preparado Adriana.

Al llegar a mi casa todo marchaba bien, me recosté en la cama. Al final de la tarde sentí un dolor insoportable que no me permitía levantarme de la cama, ni estar en cualquier posición, era como (Chas V'shalom) estar sin el brazo o parte del pecho. Fue un dolor titilante que me duró al menos tres días. Fue cuando agradecí por estar viva, de otra manera no habría sentido dolor.

A pesar de que la cirugía fue ayer, hoy debo estar en el oncológico para hacerme los exámenes antes del tratamiento, ya que el oncólogo debe asegurarse de que todos mis valores se encuentren en perfectas condiciones. Hoy también debemos planificar el horario para todas mis sesiones. La enfermera responsable de la sala al verme tan joven, me preguntó si quería tomarme mi tiempo y que podía empezar cuando yo estuviera lista. Ella revisó su calendario y me comentó que la cita más cercana era el 8 de junio, pero luego me dijo: "espera mañana tenemos una hora disponible". Inmediatamente le respondí: "perfecto mañana empezamos". Fue allí donde empezó el viaje de las quimioterapias, el jueves 01 de junio.

Debo reconocer que tenía un poco de curiosidad y al mismo tiempo estaba segura de que todo estaría muy bien, ya que por lo menos tenía un diagnóstico y sabía por dónde empezar el trabajo físico.

Llegó el día de mi primera sesión del tratamiento. Al llegar a la sala de oncología me llevaron a una habitación en donde hay varios compartimientos con sofás, muchas enfermeras amables y dulces. Debo destacar que he tenido la dicha de tener y contar sólo con personas buenas y amables en todo este proceso y parte de ello se lo debo al conocimiento aprendido de mí siempre maestra Louise Hay "solo personas buenas y amables hay en mi mundo".

Agradezco a mis amigas Malory y Adriana, quienes han estado comprometidas y han sido valientes en esta parte de mi viaje.

Tuve que acostarme ya que los dos drenajes de mi seno botaban mucho líquido, llegando a expandirse por toda mi espalda.

Mi querida maestra Hannah me había dado unas instrucciones de meditación y visualización, para que aun estando en el hospital, me conectara con la energía de otro lugar y con las personas adecuadas y así lo hice. Adicionalmente, le acote a Malory: "por favor hazle saber a la enfermera que empezaré un estado de meditación y necesito que no me interrumpa hasta haber culminado el tratamiento". Así ocurrió.

Me deje imbuir por la constante energía que entra y sale de mi cuerpo, sabiendo que solo el amor entra a mi templo, renovando completamente y esa era mi sensación cuando estaban introduciendo cada gota a mi organismo. Con mis ojos cerrados, repetía en mi mente: "solo amor entra a mi cuerpo y este amor inunda cada centímetro de mi cuerpo" y al mismo tiempo imaginaba el medicamente que estaba entrando en mí como una luz blanca y brillante.

Salí como nueva y renovada después de la primera sesión.

Durante los dos primeros días me sentí un poco débil y con sensación amarga en mi boca. A partir del segundo día del tratamiento debía tomar una píldora en la mañana y otra por la tarde, que me dejaban un poco aturdida y mareada. También debía empezar a inyectarme yo misma alrededor del ombligo por diez días, empezando al día siguiente de recibir el tratamiento. Reconozco, que esta parte del proceso es la que menos me ha gustado, quizás por la sensación de introducir yo misma algo filoso en mi piel, pero mi enfermera me motivó.

Ya en casa, aún seguía recibiendo la visita de mi enfermera Judith, que desde su seriedad era muy dulce. Ella se convirtió en mi pequeño y adorado tesoro, poco a poco fuimos compaginando más, ella desde su inglés y yo desde mi español.

Ella que estaba conmigo desde la segunda cirugía que me hicieron, siempre me consolaba, solía decirme que el Cáncer era una enfermedad como cualquier otra.

"Vas a terminar tu tratamiento y luego estarás de nuevo en tu vida diaria."

"Te veo casada con una familia e hijos."

"No tengas miedo de inyectarte tú misma, ya que hay otras personas que deben hacerlo de por vida y lo tuyo es transitorio, y es por tu bien." Judith

Seguidamente, el sábado 3 de junio después del primer tratamiento debía estar de pie y con fortaleza para dar un paso que sabía iba a transcender en mi vida, el cambio energético de mi nombre. A pesar de que físicamente no podía sostener mi cuerpo por largas horas, todo se dispuso de manera perfecta para que estuviera allí y a partir de ese momento me llamarían por el nombre de Sarah, fue un sábado muy movido para mí.

El cambio de nombre trae implícito una energía y por consiguiente estará dando una serie de movimientos en mí vida. Sé que parte de esta sensación está en mi credibilidad, ya que todo nace en mi mente y el poder que yo misma le doy a mis creencias.

Lo cierto es que el milagro de la vida emerge a cada instante, abrir los ojos, respirar, darme cuenta.

Con tan solo el primer tratamiento ya había disminuido el tumor en un 40% o 50%. Al menos así se hacía ver, los dolores se empezaban a apaciguar y con ello me vino una sensación de tranquilidad al ver mejoría. Mi médico del seno, Dr. Ramcharan estaba muy sorprendido del cambio positivo tan drástico con tan solo el primer tratamiento. Esto fue en mi cita del jueves 8 de junio.

Un día antes estuvo aquí mi bella Judith. Ella vino con un gel mágico que tras solo un día de habérmelo aplicado detuvo por completo el flujo del drenaje.

Quizás fue la combinación de varias cosas, entre el amor, el tratamiento y el gel.

Como mencioné en el capítulo anterior, el proceso de recuperación de la segunda cirugía ha sido una maestría increíble. Puedo decir que han sido días traumáticos donde me levanto muy mojada del líquido que sale de la herida (una mezcla de agua con sangre), oliendo muy mal. Estando sola sin poder limpiarme durante el tiempo que no viene Judith, se acumula un olor putrefacto como a carne descompuesta. Siento que todo mi cuerpo destila este olor y me siento impotente al no poder limpiarme y valerme por mis propios medios.

Un miércoles cuando llegó Judith me encontró destrozada y triste. Yo no paraba de llorar al verme en esta forma tan indignante y sucia. Ella me tocó con sus manos y de forma sutil limpio todo mi cuerpo. Sin embargo, tenía la sensación de que el olor se había quedado en mi mente por al menos dos días.

Mi aprendizaje es que muchas veces este olor a pestilencia es para sentir y entender en mí misma el flujo de la vida, "estar arriba y estar abajo", sobre cómo una mentalidad donde el ego y la arrogancia me han llevado a creer que soy mejor o superior a los demás seres vivos.

Durante casi un mes aparentemente lento, he tenido que ser paciente y saber que el tiempo que dura un determinado proceso, es justo lo que necesito para poder reflexionar y tomar apreciación. Creo que es el tiempo lo que me permite hacerme consciente sobre algo, ya que el tiempo en el plano físico, se convierte en una especie de incubadora, donde la situación mejora conforme transformo mi perspectiva.

Por ejemplo, la desesperación que tenía porque cerraran las heridas me ha permitido tener paciencia, ver como se sincronizan en armonía cada parte de mi cuerpo, evolucionando de forma perfecta y a su vez me ha concedido la oportunidad de conocer la humildad.

Es realmente creíble como luego de darme cuenta de este aprendizaje, Judith trajo consigo el gel que permitió que el chorro de líquido parara por completo.

¿Sincronía?

¿Por qué no trajo el gel antes?

¿Será porque yo no había comprendido el asunto respecto a esta situación?

Causalidad o simple casualidad.

"Cuanto más conocemos nuestras fuerzas, con mayor facilidad podemos elegir caminar en la dirección de nuestros talentos y felicidad. El conocimiento mejora la calidad de nuestra vida."

Wataru Ohashi

Lo Divertido Siempre está Aquí

¿Qué es divertido?

Es la capacidad de convertir y transformar lo simple en magia o la magia en simple.

Pero ¿Qué es magia? ¿Yo tengo magia?

Yo tengo la capacidad de llenar con colores mis más grises días de invierno. Sé que está aquí adentro, quiero hacerlo, pero algo me detiene.

¿Qué me detiene?

He sido reprogramada según las creencias y reglas de mi familia, de la escuela, de la sociedad, de mis amigos, del círculo en donde según mis prioridades me encuentro hoy… Y eso ha detenido mi verdadera esencia con la que nací programada.

Esta reflexión me ha llegado junto antes de que me suministren mi segunda quimio que está programada para el 25 de junio del 2017 y me ha llevado a tomar la decisión de cortarme y donar mi largo cabello a una fundación que realizan pelucas para niñas que atraviesan por el mismo proceso que yo.

Claramente recordé que toda mi vida tuve el deseo de cortarme el cabello bien corto, como los hombres, pero con un estilo femenino. Sin embargo, nunca me atreví, aún sabiendo que el cabello volvería a crecer me dejé llevar por los comentarios de muchos que solían decirme que tenía una larga cabellera, que el cabello corto es varonil, que era feo y bla bla bla.

Para mi sorpresa, el hecho de que se me haya caído el cabello se convirtió en una de las aventuras que más he disfrutado en mi proceso hasta hoy. Desde el primer corte que me hice empecé a revelar mis talentos creativos.

Esta ha sido una experiencia encantadora que he vivido al lado de mi amiga Jesse. Recuerdo que le pregunte a Jesse si podía acompañarme a cortarme el cabello y ella respondió sin titubear: "claro nena". Ella llegó hasta mi casa y desde allí salimos hacia la peluquería donde nos trataron como unas reinas.

Estando en la peluquería se quedaron asombradas con el cambio que iba a dar, ya que tenía una abundante y larga cabellera. Nos ofrecieron vino y nosotras brindamos por la vida, yo solo me tomé un sorbo y fue como celebrar una acción que había estado atrapada por muchos años. Desde el espejo podía ver a Jesse como lloraba cuando me corté el cabello tan bajito, me dijo: "no mames, ya me puse muy sentimental" "eres muy fuerte", Jesse y yo estuvimos conversando y mi corte me encanto.

Me vino estupendo este cambio, ya que me siento liberada, soy yo misma, es una sensación ordinariamente extraordinaria.

Ha sido divertido aunque me atreví dada las circunstancias, es decir la vida me empujo a través de otra manera a hacer algo que por miedo no me había atrevido hacer, algo tan simple o estúpido como un corte de cabello se había convertido internamente en uno de los miedos que no me permitían avanzar en mi vida hacia la realización de mis sueños. Ahora puedo decir: "¡lo hice!"

Esta experiencia me llevó literalmente a revivir mi etapa de adolescencia, con los senos pequeños y el corte de cabello parecía de 14 años.

Ha sido grandioso ¿y sabes qué fue lo mejor de todo? No pasó nada; solo una cosa, me sentí feliz.

Este gran deseo que tenía desde años atrás por cortarme el cabello y no haberlo hecho por miedo se hizo realidad, simplemente pasó. Solo recibí elogios y comentarios positivos sobre el cambio radical que había dado, donde la mayoría desconocía el verdadero motivo que me llevó a tomar esta decisión.

Sin embargo, mi estilo me ha durado solo una semana y mi cama me lo está mostrando al levantarme por la cantidad de cabello que hay sobre ella, simplemente se empezó a caer.

Con el transcurrir de los días era inevitable detener los efectos secundarios de la quimioterapia, el cabello se caía demasiado y podía ver claramente algunos espacios en blanco en mi cabeza, lo cual me causaba escalofríos. Me dije: "yo no voy a sufrir viendo cómo se me cae el cabello", ya que cuando tomaba con mi mano mi cabello se me quedaba todo en mi puño. Por esta razón, una semana después tomé la decisión de ir a una barbería para hombres para que con la máquina me quitaran todo el cabello, porque no quería sufrir al ver como se me iba cayendo poco a poco.

El chico que me cortó el cabello se ha sorprendido por lo que le estaba pidiendo, me pregunto por qué lo estaba haciendo y le respondí, que se va a caer de todas maneras, estoy recibiendo quimioterapia. Estuvimos conversando mientras él hacía su trabajo y pude sentir su compasión, a tal punto que fue imposible que me aceptara el dinero del corte del cabello, me lo regaló.

Con respecto al corte del cabello, esta vez ha sido una sensación extraña, ya que la máquina tiene una efecto como si me estuvieran arando el cuero cabelludo. De igual manera quedó una pequeña capa de cabello, así que un día mientras me duchaba me frote con mis manos y todo se cayó, parecían punticos negros corriendo por el agua.

Al verme al espejo siento como la vida vuelve a sorprenderme. Observarme detalladamente y sentir mi cabeza tan fresca, tan sutil, tan bella, pero a la vez me doy cuenta de la importancia del cabello, ya que puedo ver que mi cabeza está completamente blanca y mi rostro esta de color canela. De hecho, tengo una línea en el medio de mi cabeza de color canela, es el Sol que ha bronceado esta parte, ya que usualmente usaba el cabello abierto por la mitad. Esto me enseñó que el cabello como todo lo que existe en mi cuerpo, está cumpliendo una función única y perfecta.

Desde que era una niña recuerdo haber sido atrevida, arriesgada, apasionada, me encantaba inventar, pero vuelvo y repito, hubo un momento en mi vida en el que sin darme cuenta me llené de tantos paradigmas que fueron deteniéndome y llenándome de complejidades.

Pero ahora que estoy sin cabello, empecé una vez más a reinventarme. Me documenté con tutoriales y aprendí de forma rápida a hacerme wraps, turbantes y a mi buen estilo estaba caminando por las calles de New York. ¡Me encanta!

Ha empezado una nueva aventura y mi niña interior así lo siente, estoy emocionada.

Me solidarizo con los hombres que pierden su cabello para siempre, lo mío es solo una hermosa aventura temporal que ha vuelto a llenarme de color y alegría, esta vez para siempre.

Entonces, ¿Qué puedo hacer cuando llega un momento: que no me gusta, que me da miedo, que no tiene color, que no tiene sabor, que no tiene sonido?

¡Emocionarme!

¿Cómo lo hago?

¡Sintiéndolo! Busco, aprendo, transformo.

- Busco y encuentro nuevas vías de vivir y lo vivo.

- Aprendo la manera de vaciarme y llenarme con conocimientos que me sirven hoy.

- Transformando el ángulo de mi visión, de lo que le da sentido a mí vida.

Ya que para divertirme solo necesito estar viva, expandir el abanico y ver todas las opciones que existen más allá de mi actual conocimiento, convirtiendo mis desafíos oscuros en momentos llenos de magia. Si, de magia porque todos la tenemos.

He aprendido y me he transformado, sin duda alguna estoy lista para ir al siguiente nivel.

Martes, 11 de julio del 2017

"El origen del sufrimiento, la causa del sufrimiento y el sufrimiento en sí mismo son en el fondo estados mentales."

Dalai Lama

Disfrutar el Presente Continuo

Una de las herramientas poderosas que más me ha costado digerir es la apreciación, y no porque no valore lo que tengo, es el hecho de estar constantemente tan enfocada en la meta que me olvido por completo de contemplar el camino donde me encuentro hoy. ¡Qué difícil ha sido para mí apreciar dentro de lo que yo consideraba miseria!

¿Cómo así?

Es sobre una lección que he aprendido de mis maestros de vida y trata sobre que no importa dónde me encuentro ahorita, no importa las circunstancias externas, ni las personas, ni la casa, ni el trabajo, ni cuánto dinero tengo; debo valorar y agradecer la utilidad que me está dando hoy porque aunque no me guste o aunque sepa que me merezco algo mejor, esto está siendo un vínculo para sostenerme en el tiempo presente. Es decir, aunque yo sepa a dónde quiero llegar en un área determinada, tengo que reconocer que donde me encuentro ahorita forma parte del recorrido que debo hacer dentro de mi formación en esta carrera que es la vida.

Hoy es la base o la pieza fundamental para el objetivo final de a dónde quiero llegar en todas esas metas que durante la vida me trace.

Para ilustrar esto, recuerdo claramente cuando decidí al fin quedarme en Nueva York y empezar una nueva vida. Mis ahorros se habían terminado y era hora de salir adelante. Fue así como empecé a caminar de puerta en puerta solicitando trabajo en restaurantes, por supuesto decía que tenía toda la experiencia y sobre todo, ganas de aprender más. Mi primer trabajo fue en un restaurante que aunque fue un poco traumático, me llevó a ver el encanto de las personas que estaban en aquel lugar, gente que estaba a la defensiva como un perro que muestra los dientes de forma agresiva, pero que en su interior estaban llenos de muchos sueños, como también de mucho pesar. Evidentemente, este no era un lugar para mí, sin embargo, aprendí que era el medio que me estaba permitiendo al menos saldar mis gastos.

Lección número dos, fue el hecho de vivir alquilada en una habitación. Emocionalmente, me remonté a mis 18 años cuando decidí irme a la ciudad para estudiar. Fielmente a mis emociones, sentí que estaba involucionando. Estar en una nueva ciudad bajo circunstancias muy parecidas a las que viví en aquel entonces. El fracaso era un mal común de autocastigo cuando buscaba mi "estatus" social a nivel de carrera profesional, intelecto, experiencia, amistades, actividades, familia, etc., que tenía en Venezuela, con mi realidad, viéndome con un trabajo de mesera, tener que lidiar con personas de otro tipo de educación y mentalidad, ganar un bajo salario, no poder expresar mis ideas con claridad en otro idioma, etc.

Efectivamente, estaba empezando desde cero, pero no desde el mismo nivel de cuando tenía 18 años. Era el inicio de la segunda temporada de la misma serie, llamada "La vida de Sarah".

Con respecto a la habitación, por supuesto, estaba dejando de apreciar que había llegado a un lugar cálido, que tenía un lugar donde mi cuerpo podía descansar cada noche al dormir; donde tenía comida caliente y recién hecha, agua caliente para ducharme; donde el sistema de plomería me permitía usar un inodoro que ni siquiera la reina primera con todas sus riquezas pudo hacer y lo mejor de todo, el amor incondicional de un señor que me hizo experimentar durante mi estadía en su casa, la energía del amor de un padre que nunca había sentido.

Entonces, supe que aunque en ese momento no tenía la capacidad de verlo, la vida había preparado y dispuesto para mí unos espacios que serían los adecuados durante un determinado tiempo. ¡Punto!

Estas son las bendiciones que muchas veces no veo, porque no se me presentan tal cual como yo había imaginado o quería. Hay tanta arrogancia en mí que imposibilito la capacidad de ver los milagros cotidianos, llegando al extremo de querer controlar hasta las mismas bendiciones que me son dadas.

Moraleja, vivir mi presente continuamente como el mayor regalo que tengo y en virtud de ello sigo deseando avanzar. Agradezco a los ángeles que hoy están en mi vida, porque son parte del presente, sin perder de vista mi rumbo hacia donde quiero ir.

El secreto se encuentra en disfrutar mi vida con lo que sí tengo hoy. Agradecer por cada persona, cada lugar, cada alimento, mi vestimenta, el dinero, la buena salud y los conocimientos, sin resignarme a que no merezco más. He aprendido lo importante de saber diferenciar entre apreciar y conformismo (resignarme); son dos palabras completamente diferentes, cuando aprecio amo lo que tengo y doy las gracias por la utilidad que me aporta hoy, porque sé que donde estoy es perfecto y es exactamente lo que necesito para seguir adelante. Sin embargo, sigo deseando en grande y enfocándome, haciendo mi trabajo para seguir avanzando.

Es decir, veo las bendiciones y agradezco.

Hoy tengo un conocimiento que es mi verdad, pero como siempre soy una estudiante, sigo aprendiendo y sorprendiéndome de las maravillas que me ofrece el universo. Reconozco que a medida que avanzó en la vida, tengo una percepción más profunda sobre la verdad superior, sobre mi yo interior y me abro a las posibilidades para ver con mejor claridad la unicidad del ser humano, del alma y las maravillas del mundo interior que comprende cada uno, así como de la comprensión de la vida misma.

Sé que mi verdad de hoy quizás no sea la de mañana, ya que constantemente estoy ampliando mis conocimientos, pero sin duda alguna me está ayudando en mi presente, ya que los milagros (éxito, suerte, leche) son la suma del conocimiento y las oportunidades.

Mi búsqueda para conocerme y fertilizar la tierra buena que hay en mi interior, hace que aumente mi sabiduría. Cada día empiezo a ver con nuevos ojos, por lo tanto, la verdad del ayer sobre "lo que sea" ya no lo es, porque las respuestas me llegan de acuerdo con mis preguntas. Entonces, hoy disfruto de todo lo que sé y lo que hago con esa información, porque mañana quizás esa verdad ya no me sirva de nada.

Estoy aprendiendo a disfrutar de mi presente y al mismo tiempo a fluir, usando la metáfora del agua, que es continua, que fluye y penetra por todos los lugares creando vida. Además, sé que estoy en una constante evolución, por lo tanto, todo lo que sé, lo que tengo y la forma como lo veo hoy, no será la misma de mañana.

Llevándolo a la vida cotidiana es sentir mis emociones, gozar de mis relaciones y de los lugares que frecuento, escuchar los consejos de mis maestros, bendecir mis ingresos y el sustento que me provee, estar abierta a aprender los nuevos avances tecnológicos y también de la sabia naturaleza, reconocer que todos los seres vivos somos parte vital para el funcionamiento del ecosistema, entrar en conexión con mi cuerpo y saber que es perfecto tal como es, etc.

"Nuestras emociones dan color a nuestras vidas. Sin la habilidad de sentir emociones de ningún tipo, la vida quedaría reducida a un ritual mecánico poco prometedor durante toda la existencia. ¡Agradece que puedes sentir emociones!"

Dr. Bradley Nelson

Una Conversación con mis Emociones

Las emociones pueden ser emocionantes o atemorizantes. Así es como una misma emoción puede impulsarme o paralizarme, esto va a depender completamente de la percepción que yo tengo sobre cada emoción, de lo que experimente, de lo que veo y de lo que escucho. Una emoción es más que un sentir y expresa mi intimidad, lo que escondo detrás de mi rostro, pero a su vez, el rostro está revelándolo a través de mis expresiones, la forma como empieza a cambiar a lo largo de mi vida.

Hablaré de las atemorizantes que quizás sea lo más habitual, ya que son las que me detienen para avanzar hacia el propósito de mi alma; aunque ambas están contenidas en mi ADN y estructuran mi forma de ser.

En mi niñez mi mamá solía usar un refrán, que a mi parecer era discriminante: "dime con quién andas y te diré quién eres". Yo siendo una niña pensaba: "yo soy quien soy y nadie me va a cambiar, porque soy yo quien toma las decisiones y no ellos". Pero ahora veo claramente que lo que ella quería decir es que somos influenciados constante e inconscientemente por nuestro entorno y una vez que dicho hábito se adentra en mi subconsciente, empezará a operar de forma automática, creándome mi realidad.

Sin darme cuenta y desde que estuve en el vientre de mi mamá, fui absorbiendo cada emoción y acumulándolo en mí memoria de almacenamiento virtual llamado subconsciente. A este periodo de absorción se sumaron todas las personas en mi entorno de crianza, influyendo de forma directa en la conducta que adopté a medida que transcurría el tiempo. Por ejemplo, estando pequeña, mi madre me decía que no me compraría aquel juguete que tanto quería porque me había "portado mal" y por lo tanto "no me lo merecía", quizás haya sido una lección buena para que fuera tomando conciencia sobre mis acciones; sin embargo, las palabras y los gestos que ella empleo al decirlo es donde reside la clave.

¿Por qué?

Porque la frase "no te lo mereces" por lo general viene acompañada con un señalamiento con el dedo, mirándome fijamente a los ojos o dándome la espalda (porque el adulto no quiere hacerlo, siente que "debe" hacerlo, ya que es la única forma como aprendió a "educar"). Adicionalmente, viene con un tono de voz fuerte, con gestos en la cara de rabia como el ceño fruncido, con los ojos rojos y aniquiladores. Esta información que recibí todo el tiempo, desde todas las direcciones, hace que siendo un adulto sienta que no soy merecedora, por estas cuatro palabras que solo tardan 3 segundos en decirlas, pero que se quedan archivadas en el subconsciente para toda la vida. De esta manera empiezo a serle fiel a un sistema de arquetipos familiares. Por eso, muchas veces he experimentado que, aunque hago lo imposible para alcanzar cualquier meta, no logro concretarlo, me autosaboteo o me cuesta mucho esfuerzo (otra frase que solemos escuchar y repetir inconscientemente, convirtiendo lo fácil de la vida en un constante esfuerzo), ya que el subconsciente que trabaja las 24 horas del día está recordándome a cada instante un esquema de conducta.

Estas emociones que parecen ser una simple enseñanza de nuestro hogar o escuela, terminan aniquilando cualquier esperanza futura y es una sensación de que algo me jala siempre que intento avanzar. Es como si algo me paralizara. Esto ocurre casi siempre con el hábito de pensar negativamente, ya que lo convierto en experiencias.

¡Ah! Me doy cuenta; "miro con quien he andado, y ahora sé quién soy". Nadie tiene que decírmelo.

Estoy hablando de emociones, experiencias y hábitos negativos, porque es el vocabulario que identifica que algo estoy haciendo mal o para señalar lo que está mal en los demás. Sin embargo, todos estamos hechos de amor, todos nacemos felices, todo ese potencial que necesitamos para ser felices ya se encuentra dentro de mí y de ti.

Entonces si ya soy perfecta ¿Por qué tengo que cambiarme o transformarme?

Porque aunque nunca me diga "me odio", lo hago de forma inconsciente cuando me culpo, cuando no me siento lo suficientemente buena para algo, cuando postergo mis proyectos, cuando digo que si cuando quiero decir "no", cuando no puedo expresar quien soy, etc., todo esto detona que yo empiece a sentir cosas raras en mi cuerpo.

¿Qué tipo de cosas?

Me arde el estómago, siento un nudo en la garganta, mi cabeza se calienta, respiro muy rápido, mis pupilas se dilatan, tiemblo, siento ansiedad, no puedo dormir, etc.

¡Ok! Eso quiere decir que mi cuerpo está experimentando una serie de cambios energéticos que, aunque no estoy viendo, los estoy sintiendo. Mis células se empiezan a alterar como resultado de un "supuesto ataque", todos los órganos empiezan a segregar una sustancia para atacar al intruso que está haciendo alterar todo el cuerpo, aunque físicamente no hay ningún atacante. Todo lo he creado desde emociones como el odio, la rabia, el resentimiento, etc., y como efecto multiplicador desencadenó una batalla interna y el cuerpo busca defenderse.

Así mismo, cuando voy más profundo, encuentro que la madre de todas esas emociones es el miedo. Por ejemplo, un MIEDO al rechazo puedo verlo cuando he tomado más responsabilidades en mi trabajo, aun cuando tenga mi agenda full, a sabiendas que esto se va a convertir en más estrés, almorzar en el escritorio, estar más cansada, tener menos descanso entre cada tarea, aguantar las ganas de ir al baño, etc.

Inmediatamente, identifico el miedo como algo que me hace sentir mal, que cambia las células de mi cuerpo de forma tal que este empieza a autodestruirse internamente y lo categorizo como una emoción negativa.

Ahora puedo ver el vínculo estrecho que existe entre mis emociones y mi cuerpo.

Las emociones son negativas porque yo creo que son negativas, pero no necesariamente tiene que ser así. Para sentir solo necesito cuestión de segundos y automáticamente esa información queda grabada en mi subconsciente o supra consciente, aunque tarde mucho para al menos darme cuenta de su existencia, hacerlo consciente y trabajar en cambiarlo o transformarlo (cambiar mi sistema de creencias). Habrá quienes nunca avancen y culparán toda la vida al sistema por ello, donde realmente lo único que nos detiene habita escondido dentro de nosotros mismos.

Por esta razón, siempre que recuerdo un evento de desagrado que he sentido con alguna persona como odio o rabia, si cierro mis ojos puedo sentir como mi cuerpo se empieza a preparar para la batalla. ¡Ya va! Eso pasó hace años; sí, pero la emoción sigue estando aquí, en mi subconsciente. Y cuando traigo esa experiencia al presente, lo vuelvo a vivir y a sentir, ya que la mente no está distinguiendo en qué espacio del tiempo ocurrió, solo sabe que la emoción está dentro de mí y que, al recordar el rostro de la persona, lo asocia con rabia. ¡Punto!

No entiendo ¿Cómo es eso de que la mente no sabe distinguir en qué tiempo pasó? La mente lo sabe todo ¿o no?

Déjame explicarme, efectivamente la memoria sabe los detalles del evento que ocurrió, pero energéticamente una emoción o sentimiento no tiene espacio, ni tiempo, ni movimiento, solo está donde está. Por ejemplo, cuando pienso en mi madre automáticamente me conecto con la energía del amor que existe entre nosotras dos, no importa cuándo fue la última vez que la vi, ni cuándo será la próxima vez que nos volvamos a ver, no importa si la escuche o no, lo único que sí sé, es que el amor sigue siendo el mismo. Una vez que esa emoción está en mí (la energía del amor), con tan solo imaginar el rostro de mi madre, me invade un sentimiento de alegría, me dan ganas de reír, suspiro, siento mi cuerpo relajado, me siento feliz, por ende, mi cuerpo con todo lo que se encuentra dentro en él, está en armonía y paz.

Vamos a ver si comprendí. Entiendo que existe algo dentro de mí, que yo siento y que influye en mí cuerpo físico, aunque no lo veo, no lo toco, no lo escucho y que ese algo no tiene pasado, ni futuro; es decir siempre vive en el presente.

¡Eso es correcto!

¡Mmm! Y como vive en el presente, siempre lo siento y lo que siempre siento, es lo que está influyéndome hoy, modificando mi cuerpo y mi vida hoy.

O sea, mi mente es la que ayuda a asociar los eventos, las caras, los lugares, etc., y en base a esto yo me creo una realidad.

"¡Veo que estás abriendo tu perspectiva!" Me dijo la inteligencia divina.

"Tú me lo estás mostrando", respondí en mi mente. "Porque aquí solo estamos tú y yo".

Nunca he creído en los enemigos, pero sí en buscar culpables. Toda mi vida me ha gustado señalar con mi dedo índice a todo aquel que, según mi juicio, está actuando mal, interfiriendo en la vida de otras personas. Después de lo que me has mostrado, yo me estoy creando mi realidad, entonces me hago la pregunta ¿Qué pasa con las personas que me han hecho sentir las emociones negativas? Porque ha sido culpa de ellos, yo estaba tranquila y de repente alguien me hizo algo y por esta razón empecé a sentir odio y rabia.

Todo a su debido tiempo; por ahora, vamos a ocuparnos de explorar dentro las emociones que tenemos, a ver si puedes darte cuenta de algo.

"Está bien."

Desde los 18 años que decidí independizarme, no recuerdo haber tenido un día para estar en cama todo un día, para reposar el cuerpo, para relajar la mente. Siempre me mantuve ocupada. Ahora que lo recuerdo bien, siempre estaba haciendo algo, había un motivo que me llevaba a mantenerme ocupada por más de 17 horas.

Cuando estudiaba en la universidad, mi jornada empezaba a eso de las 6:00am, preparaba desayuno, iba a clases, después de la universidad iba al trabajo, al salir del trabajo cenaba, estudiaba, veía una película, etc. Con mi novio en aquel entonces, había siempre algo que hacer. Literalmente yo parecía la bella durmiente, en todos lados me quedaba dormida o casi siempre mis ojos se ponían rojos entre el sueño y el cansancio.

Recuerdo una vez que tenía un trabajo de medio tiempo por las tardes, así que al salir de la universidad me iba a ese trabajo. Un día como no era suficiente lo que estaba generando para mis gastos, acepté un trabajo en un casino, donde trabajaba desde las 8:00pm hasta las 2:00am o 3:00am. Al siguiente día, literalmente me quedaba dormida en el salón de clases. Creo que no dure más de 2 meses en ese trabajo del casino. En cuanto al trabajo de medio tiempo, aunque le trabajaba a una persona de mucha confianza y muy querida para mí, tuve que renunciar e irme a otro trabajo que quedaba justo al lado, para tres meses después ser despedida. Recuerdo que empecé a llorar delante del dueño, me sentí tan humillada, pero también recuerdo que él no lo hizo por maldad, simplemente debía hacer reducción de personal por las bajas ventas y de manera flexible, decidió hacerlo por la persona que tenía menos tiempo trabajando allí. Ahora que lo pienso, fue lo más justo.

De esta manera, me recordó un poco lo que fueron tantos sacrificios para avanzar mientras estaba en la universidad. No estoy diciendo que no deba trabajar para manifestar mis deseos o salir adelante, pero digamos que usar la palabras "todo requiere mucho esfuerzo o sacrificio para lograr algo", cuando las reglas de la vida son tan simples y existen formas más prácticas.

¿Qué me hacía conectarme con esa energía? ¿Qué me detenía?

Entonces, eso fue lo que vino luego, un trabajo donde trabajaba cuarenta horas a la semana, solo cinco días y ganaba el triple de beneficios, en una organización que hasta hoy puedo sentirme honrada por haber formado parte de mi crecimiento. Ahora me pregunto ¿Si la empresa Beco siempre estuvo allí, por qué no comencé antes? ¿Cuál era en ese entonces mi sensación de merecimiento?

Louise Hay siempre lo ha dicho, la pobreza no tiene nada que ver con el dinero, sino más bien con la sensación de merecimiento. Pasa lo mismo con el amor, con mis relaciones, con mi alimentación y todo dependerá de lo que yo considero que merezco, en ese mismo orden de creencias viviré, sin importar el sacrificio y esfuerzo físico que haga.

Años después, cuando empecé a correr, lo hacía por las mañanas antes de entrar al trabajo, siguiendo este itinerario:

4:30am sonaba la alarma, comía una fruta, me alistaba con la vestimenta para el entrenamiento del día.

4:50am salía de la casa a entrenar. Aun el cielo estaba muy oscuro.

7:00am regresaba a casa, preparaba desayuno, empacaba el almuerzo y meriendas, me bañaba, me vestía, me maquillaba mientras desayunaba.

8:00am salía de la casa, leía un libro de camino al trabajo.

9:00am trabajo (inicio)

6:00pm trabajo (salida), cuando era en la misma ciudad; cabe destacar, si estaba viajando llegaba alrededor de las 7:00pm-10:00pm dependiendo de la ciudad.

7:00pm estudiar, voluntariar, tomar café con amistades.

9:00pm-10:00pm llegar a casa, tomar baño, dormir.

Todo esto lo hacía con pasión, ya que me encantaba ejercitarme, aparte que tenía un grupo maravilloso con el que entrenaba, cada uno era un personaje encantador y nos divertíamos entrenando.

Mi trabajo también me encantaba, porque disfrutaba realmente de lo que hacía.

Estudiaba, llenándome de conocimientos nuevos y actualizados, que aportaba mejoras a mi vida laboral y personal.

Voluntariar, era para mí como inyectarme de energía, a pesar de que era en la parte final del día cuando mis energías comenzaban a descender. Disfrutaba estar al servicio de otros.

Por lo tanto, puedo decir que amaba y disfrutaba lo que hacía, pero muy en el fondo, aunque suene paradójico, no tenía tiempo para estar conmigo misma. Era contradictorio. Mi cuerpo no estaba en calma, yo era una máquina que trabajaba sobre tiempo. Recuerdo que cuando terminaba algún estudio, en seguida buscaba otro que comenzara pronto para llenar ese espacio que ahora se había desocupado. La dinámica era tener el horario de 4:30am-10:00pm lleno.

¿Qué hace que una persona quiera inconscientemente estar siempre ocupada?

¿Qué sentimiento está oculto allí?

¿Qué emoción o cuáles (en el caso de que sean varias) están jugando su papel principal en mi película de vida? Cuando soy yo la protagonista, no mis emociones.

Realmente ¿Qué vacío o carencia estoy llenando?

¿Qué me hizo falta en mi niñez? ¿Qué me hicieron creer? ¿De quién es la culpa? ¿Será?

"Esto no se trata sobre saber más, haz silencio y sigue esperando. Vamos con una cosa a la vez, ya que esto es sobre qué vas a hacer con la información que estás trayendo al presente, para iluminarla con mi Luz, es decir, tu propia Luz."

Bueno, en mi caso no vi más nunca a mi padre, después de mis cinco años. Mi mamá desde ese mismo entonces tuvo que trabajar muy fuerte en sus múltiples tareas, de las cuales solo recuerdo dos (pero sé que eran más de dos): el trabajo donde recibía el pago y el trabajo en casa. Mi hermana y yo nos despertábamos en la mañana para ir a la escuela, recuerdo que, desde los siete años, me levantaba, me duchaba, desayunaba y nos íbamos directo a clases. Mi madre llegaba a casa por la tarde súper agotada, esto podía sentirlo, pero no entenderlo; muchas veces tenía que volver a salir de compras o simplemente llegaba a casa a lavar, cocinar, limpiar (su otro trabajo no remunerado). No tengo recuerdos de que mi mamá llegara a casa a acostarse para ver la televisión o simplemente a descansar, siempre estaba ocupada.

También me contó mi madre que recién nacida me tuvo que dejar en el hospital durante un buen tiempo por algo que padecía.

Entonces, existen múltiples factores. Pude haber adoptado como conducta aprendida de mi madre, el estar siempre ocupada, ya que fue lo que vi durante mi vida hasta cumplidos los 18 años. Como también puede que a través de la "ausencia" de mi mamá y papá durante mi infancia, yo haya adoptado una forma de escape para llenar ese vacío con ocupaciones, manteniéndome en actividades que me hacían rellenar la carencia momentáneamente. Y ahora que lo recuerdo, también con la comida, ya que me da ansiedad por comer alimentos procesados, cuando siento que algo no anda bien y el miedo se empieza a asomar.

"Aquí vamos."

Como todos los placeres de la vida, son momentáneos y al menos que me mantenga las 24 horas del día de placer en placer, siempre llenaré el vacío, pero si por un instante dejo de tener uno de esos placeres, en ese momento me sentiré incompleta de nuevo. Es allí donde vuelven esas emociones atemorizantes a invadirme con miedos, frustración, soledad, ansiedad, carencia, limitaciones, odio, envidia, depresión, haciéndome sentir que no valgo, que soy fea, que nadie me quiere o sentir todo en mi contra, etc.

Me lleno y como eso no sacia la raíz de lo que en la profundidad se encuentra, sigo tratando de meter más comida a mi estómago, más horas de ocupación, más café, más cigarrillo, más de lo que esté haciendo en este momento.

Es por lo que, al darme cuenta, debo buscar una herramienta que me permita reemplazar de raíz estas emociones negativas y empezar a vivir plenamente con las energías positivas. Suena fácil, ¡no lo es! Pero cuando doy el primer paso para hacerle un referéndum revocatorio a toda la basura que ha gobernado mi mente, empieza la olla universal a operar con los ingredientes indispensables para que mi vida funcione bien, como dice Deepak Chopra.

Como aprendí de mí querido maestro Jorge Santacana, en el Diplomado de Psicología: "uno de los principios de la Gestalt es el darse cuenta". Ya que al darme cuenta de que algo no está marchando bien en mí sistema de creencias, paradigmas o reglas, establecidas por "no sé quién", es un GRAN paso para el cambio.

¿Qué cambio? Conocerme y cultivar lo que está bien dentro de mí.

Siempre sabía que debía transformar muchos aspectos de mi vida, pero el día a día me llevaban sentido contrario, otras veces, simplemente decía: "ok, yo soy así".

Cuando siento todas estas emociones atemorizantes, me convierto en una ametralladora ambulante, disparando sin medir, sin pensar, solo disparando. Creo que es uno de los causantes de tanta destrucción y dolor en mi mundo. Estas emociones me hacen creer que tengo enemigos, que la gente está en mi contra, que me envidian, que soy víctima del sistema, que me quieren robar. Busco culpables de todo lo que me ocurre en la vida, pero en cambio sobre las cosas "buenas" soy yo la única diosa creadora y esto me hace sentir elevada, olvidando el significado de la palabra humildad.

Por esta razón, considero que la vida muchas veces me ha hecho detener por completo, cada vez, de una manera distinta, pero que normalmente he visto como problemas o mala suerte: llámese enfermedad, un accidente de tránsito, la muerte de un ser querido, pérdidas financieras, etc.

¿Por qué he tenido que atravesar por la ausencia de buena salud? En el caso del Cáncer, es la alteración de glóbulos rojos. Pero yendo a la fuente que ocasionó o manifestó físicamente esta enfermedad, es la alteración también de algo en la fuente, es decir, la causa inicial emocional, que ha desequilibrado todo. Este desequilibrio es distinto a eso que yace en lo más profundo de mi ser.

¿Estoy hablando de odio? ¿Odio yo? ¿Cuántas veces lo he sentido en mi vida? o mejor dicho ¿Con cuanta frecuencia lo traigo a mi presente?

Yo sabía que debía trabajar en mi carácter, la manera como reaccionaba ante las situaciones, mi forma de percibir la vida y a las otras personas, pero llegué a un punto donde existía algo más grande que debía cambiar y que quizás podría ser más poderoso.

Empecé por explorarme con asombro, como un bebe que empieza a descubrir las partes de su cuerpo, para darme cuenta de la cantidad de pensamientos negativos que dan vueltas en mi cabeza. Y como si esto no fuera suficiente, recopilé la cantidad de veces que se repiten en mí cabeza. Es una especie de bombardeo latente que nunca se detiene.

¿Quién está controlando mi vida?

Evidentemente, mi vida está llena de emociones y pensamientos, contrariamente a lo que había aprendido desde niña sobre lo bueno y lo malo, sobre lo positivo y lo negativo, sobre el castigo y el perdón, sobre lo dulce y lo amargo. Paradójicamente para poder reemplazar un pensamiento que tiene un efecto dañino (negativo, malo), por uno que tiene un efecto constructivo (positivo, bueno), debo experimentar o tener el pensamiento negativo, ya que es la única forma de transformarlo. Por ejemplo, si siento odio, tengo la oportunidad de transformarlo en amor; si soy pobre, tengo la oportunidad de transformarlo en hacerme rica; si estoy sana puedo enfermar y si estoy enferma puedo sanarme. Es lo contrario y existe.

Para poder hacer el bien, debo saber que es el mal; para ver la claridad, tengo que estar primero en lo oscuro; la derecha y la izquierda, la espalda y el pecho, lo femenino y lo masculino. Lo opuesto es sencillamente una forma de distinguir algo en el planeta, es lo que le da sentido a la vida. Por lo tanto, por más extrema que sea una situación en mi vida, ya existe lo opuesto de esa misma situación.

Viendo el panorama del efecto hacia la causa, como cuando veo la película de atrás hacia adelante, digo: "¡Voila! algo no está bien en lo que me digo y en lo que me hago a mí misma, pero es porque ese algo no está bien en la causa".

Si quiero llegar a la causa, saber más, tengo que continuar profundizando con mis preguntas, hasta que esa emoción, paradigma, creencia, etc., sea expuesta a la luz. Posteriormente puedo usar preguntas como:

¿Y ahora qué hago?

¿Cómo lo hago?

¿Por dónde empiezo?

¿A quién recurro?

Mis preguntas tienen sentido y mis respuestas están llegando. En cuanto al perdón lo dejaremos para cuando esté más avanzada.

"¿Quién puede medir en sacos de oro la sabiduría? Sin sabiduría el oro lo pierden rápidamente, pero gracias a la sabiduría aquellos que no tienen oro pueden conseguirlo."

George S. Clason

El que Busca Encuentra

Un paso indispensable que debe existir previo a la limpieza de algo, es el darme cuenta de la existencia de ese algo. Por lo que, luego de ver aquello que yo sabía que debía madurar emocionalmente hablando, empecé a hacerme muchas interrogantes. A través de mi deseo, de mis ansias por saber, de mi curiosidad por aprender, hubo una apertura y luego empezaron a llegar las respuestas. Así fue como se me acercó una persona muy querida en un lugar al cual acudo al menos un día a la semana para voluntariar. Ella me comentó que su madre había pasado por un proceso similar y que había practicado una serie de terapias y nuevos hábitos que le cambiaron la vida.

Seguidamente, ella también me preguntó si me gustaría conversar con su mamá y le respondí sin titubear: "¡SI!" Ya que algo en mi interior me decía que por ser una persona con muchos años en el camino espiritual, tenía unas cuantas sorpresas para mí.

Sin embargo, los días han pasado y por alguna razón llamada miedo, no la he contactado. Hasta que finalmente superé la barrera del miedo y me atreví a enviarle un mensaje de texto para presentarme y luego concretamos una reunión vía llamada telefónica.

Lo primero que hice fue tomar papel y lápiz, ya que quería asegurarme de escribir los detalles que resonaran conmigo. Conocer a esta fascinante mujer llamada Gael, ha sido sorprendente. Hablamos por más de una hora y efectivamente todo lo que ella me ha contado, concuerda con lo que yo necesitaba, por eso estoy feliz de haberme dejado guiar por mi intuición.

Nuestra conversación giró en torno a la relación directa que tiene la energía en la manifestación de una enfermedad como el Cáncer, hablando en términos de las emociones. También ahondamos sobre el vínculo que ellas tienen con cada órgano del cuerpo, en el caso de los senos: el lado izquierdo está relacionado (entre otras cosas) con mamá y el lado derecho con papá y evidentemente sobre el trabajo que tenía delante de mí.

Recuerdo que Gael me dijo "estás es un proceso maravilloso, donde dentro de unos meses (o el tiempo que dure tu proceso) te vas a convertir en otra persona completamente diferente".

Me explicó sobre ciertas técnicas de sanación holísticas y ancestrales que han sido utilizadas para la sanación desde la antigüedad en el oriente del mundo, cuya función es permitir recobrar nuestro equilibrio natural desde nuestro núcleo, hacia afuera, ya que de esta manera engloba al humano como un todo en mente, cuerpo y espíritu. Gael me hizo saber que esta es una situación en donde yo debo trabajar desde todos los ángulos, ya que se trata sobre mí y no sobre la enfermedad. Aclarando un poco sobre qué se trataba, ella prosiguió:

1. Trabajo físico, para eliminar lo que ya está manifestado como enfermedad, a través de la medicina convencional y el tratamiento que tu elijas. También a través de la alimentación, empezando a hacer cambios en los nutrientes que necesita tu cuerpo y los que debes evitar.

2. Trabajo interno, para poder sanar las emociones, que han sido el origen de la enfermedad, para ello debes ir a lo profundo de tu subconsciente y buscar allí para empezar a desenmarañar el nudo y liberar tu mente.

3. Trabajo espiritual, para volver a tu esencia que es el amor, a través de las herramientas de sanación alternativas y fortaleciendo la mente desde la energía de tu alma.

Entre las alternativas de Sanación Holística me nombró:

Las Esencias Florales, las cuales trabajan a nivel electromagnético sobre el meridiano.

Constelación Familiar, que nos permite saber y limpiar un poco nuestras cargas energéticas heredadas por nuestros ancestros.

Thetahealing, que trabaja a nivel de las ondas cerebrales, este tipo de ondas están conectadas con el subconsciente, la capa de nuestra mente que está entre lo consciente y el inconsciente. Allí residen todas nuestras memorias, nuestras emociones, sensaciones, sentimientos, actitudes, comportamientos, creencias y paradigmas.

Imanes, que trabaja a nivel del subconsciente y supraconsciente. La función de esta terapia es buscar las emociones que están afectando nuestro vida (cuerpo, relaciones, finanzas, etc.) en forma de malestar, desde las emociones que hemos creado en nuestra vida, las que hemos heredado o las que hemos traído de otras vidas, para poder removerlas desde la causa y destapar el flujo energético.

Tapping, que significa reprogramarnos, es una técnica de liberación energética, que ayuda a eliminar desequilibrios en cualquier área de la vida, dando golpecitos con la punta de los dedos en los puntos del meridiano (donde viaja la energía en el cuerpo). Una técnica similar a la acupuntura, pero sin el uso de las agujas.

Medicina Ayurvédica, es la medicina empleada en la India y se le conoce como la ciencia de la vida. Es una práctica que tiene entre cinco y diez mil años de antigüedad, y sirve para restaurar la armonía dentro del cuerpo. Se debe comprender cuál es la naturaleza de cada persona (Vata, Pitta, Kapha) para saber cuál es el tipo de medicina y alimentación apropiada según las características y hacer el diagnóstico en función de la constitución particular del paciente. Engloba la alimentación, la meditación, el yoga y los masajes.

Alimentación Alcalina, está basada en comer alimentos que al entrar al organismo eleven nuestro pH, es decir, oxigenan todas las células. Varias investigaciones han demostrado que las células cancerígenas aumentan su crecimiento cuando se encuentran en un organismo muy ácido, ya que los tejidos ácidos pierden la capacidad de intercambiar oxígeno y se presenta el ambiente idóneo para la reproducción de células cancerígenas. Es por este motivo que se recomienda la disminución de alimentos que son muy ácidos, para aquellas personas que se encuentran en tratamientos de quimioterapia.

Adicionalmente, Gael me recomendó una técnica de la cual me había hablado años atrás una mentora espiritual que tuve. Trata sobre escribir diariamente tres hojas, simplemente escribir lo que sea que me venga a la mente. Está técnica cuyo nombre usado por la escritora Julia Cameron en su libro "El Camino del Artista" es Páginas Matutinas y permite liberar muchos sentimientos, ya que escribir funciona como un vaciado de emociones no manifestadas. Es una especie de declaración entre la hoja y yo, lo más importante es que nadie lo va a leer, así que puedo liberarme de todo aquello que por lo general no me atrevo a hablar con otras personas.

Recuerdo claramente las palabras de Gael: "van a haber hojas llenas de lágrimas, otras arrugadas y otras arrancadas; expresa lo que sientas cuando estés escribiendo, si te provocó arrugar la hoja, hazlo; lo importante aquí es que te liberes".

Seguidamente, ella prosiguió: "háblale al tumor, toma un cojín e imagínate que es el tumor y hazle preguntas, las que quieras". Estas son algunas preguntas que yo emplee para lo que estaba viviendo:

¿Qué viniste a mostrarme?

¿Quién eres? ¿Muéstrame quién eres?

¿Qué debo aprender? ¿Cómo lo hago?

Así pues, debo formular las preguntas que me conducen a lo que estoy buscando si quiero que se me revelen las oportunidades ante la circunstancia que atravieso, cualquiera que sea.

Otra recomendación que recibí de Gael fue "abrirme a las posibilidades". Para ello tuve que empezar a ser más flexible de lo normal, dejar de lado los paradigmas y simplemente aprender que existen otras maneras de hacer las cosas y llevar la vida.

"¡Pide!" Ella me enfatizó. "Pide que se te presenten las personas que necesitas para resolver todo el nudo". Ya que dentro de nuestra conversación estuvo el tema de las emociones y el trabajo que yo debía hacer. En mi caso, tenía que trabajar todo lo relacionado con el seno izquierdo, que evidentemente guarda una relación directa con mi mamá. ¿Mi trabajo? Ir al fondo del asunto.

Muchas veces resulta un poco extraño para aquellas personas cuya relación materna ha sido perfecta, sin embargo, este asunto va más allá de lo que nosotros podamos recordar con nuestra mente. Creo que es por esta razón que Gael lo llamó "Nudo". Imagino una serie de cordones enredados entre sí con un nudo en el medio (es algo parecido como cuando me ha tocado desenredar las luces de navidad del año anterior). Tengo que disponer de paciencia e ir buscando la mejor manera de disolverlo.

Yo ya sabía que debía trabajar en áreas específicas, sin embargo, no tenía ni la más remota idea de cómo comenzar, tampoco si existían personas en Nueva York que hicieran este tipo de sanación o aplicaran estas herramientas tan maravillosas. Gael me recalcó "¡Pide! a aquella entidad con la cual tú te conectas. Pide de corazón que en tu vida vengan apareciendo las personas con las herramientas adecuadas que tú necesitas para tu liberación y suéltalo que esas personas aparecerán en el momento adecuado". (Como tú Gael, por ejemplo).

Permaneciendo atenta, capturando todos los mensajes que esta mujer tenía para mí. "Vas a escoger tres nombres de los 72 Nombres de Dios con los cuales te identifiques y los vas a trabajar por un mes" (poderosa herramienta Kabbalista), sugirió Gael. Yo decidí trabajar con estos, usando el libro Los 72 Nombres de Dios de Yehuda Berg:

(4) Eliminar Pensamientos Negativos: Ahora estoy desconectando los pensamientos que emergen de mi ego. En el espacio que se ha abierto, suaves rayos de Luz espiritual inundan nuestro corazón y mente.

(7) ADN del Alma: Regresa el Orden. Emerge la Estructura. Todo está arreglado. Recibo el impacto total de las fuerzas de la Creación. Reestablezco el significado de mi vida. Damos propósito a nuestro mundo.

(39) Diamante en Bruto: Logro la transformación completa de las circunstancias negativas en oportunidades positivas y bendiciones. El Maná llueve sobre mí. La vida comienza a tener cualquier sabor que mi alma desee o imagine.

La última recomendación que me dio fue pedir salir adelante, soltar, liberarme, perdonar, no victimizarme, no hacer juicio. Más bien, desde una actitud proactiva, sabiendo que esto es simplemente un desafío que conlleva un proceso y todos los procesos son maravillosos, porque llegan para cambiarnos algo en nosotros que no está bien, muchas veces ese algo puede ser "no hacer nada".

Esta larga y sustanciosa conversación me dejó claro que cuando me abro a las posibilidades, todas las respuestas empiezan a caer una tras otras, todo fluye. También me lleva a considerar que cada persona en su momento presente sabe aquello que está rondando en la mente, áreas donde hay que cambiar y ponerse sobre la marcha para evolucionar al siguiente nivel.

Por lo tanto, cuando me tocan desafíos o circunstancias que en definitiva me mueven completamente, es para que despierte al verdadero deseo de mi alma.

Hoy comprendo que mi alma fue enviada a la tierra con el propósito de corregir varios aspectos. No obstante, al nacer estos aspectos son olvidados y es allí donde comienza el juego de la vida. Ya estando en la tierra y como parte del juego, me he enfocado en todo menos en corregir el estado original de mi alma y a medida que fui creciendo, le di mucha importancia a los placeres terrenales que en su mayoría son momentáneos, dejando un evidente vacío posterior. Entonces, he ido en búsqueda de otro placer y por ende, se ha convertido en un círculo vicioso. Olvidándome por completo del objetivo de mi alma, que en definitiva es acercarme a la completud interna.

Siendo honesta conmigo misma, he estado en adicciones viciosas que me han mantenido a lo largo de mi vida idolatrado a falsos dioses como el rechazo, la ansiedad, la arrogancia, el escape, el aislamiento, por nombrar solo algunas. Siendo estas el escudo de la sabandija tergiversada llamada miedo.

Así es como me he estado distrayendo a lo largo de mi vida en la jaula del hámster, llegando a tocar fondo en varios momentos de mi viaje. Pero a su vez y contradictoriamente, también me han conducido a preguntarme:

¿Cuál es mi propósito de vida? ¿Para qué vine a este mundo?

Formularme estas sencillas preguntas con una verdadera intención, accionaron una serie de informaciones que comencé a recibir. Es como si mi alma intentara enviarme mensajes, en forma de una sensación de algo que debo hacer al respecto.

Haber tenido el deseo genuino de quitarme la ceguera para poder ver el mundo espiritual, me ha permitido conectar con el todo, con el flujo de la vida, con la ley de la atracción o como quieras llamarlo. En consecuencia, ahora sé que los desafíos van a seguir llegando, pero con ellos también van a llegar las herramientas que me van a permitir superarlos.

Gracias Gael, por haber atravesado tu proceso, por haber aprendido y por convertirte en un canal de compartir tus experiencias y conocimientos. Eres un ejemplo de lo que significa recibir y dar.

"Culpar a los otros participantes en nuestro drama por enseñarnos lo que debemos aprender es el colmo de la estupidez".

Donna Eden

El Hospedaje

Cuando llegué a New York, pude rentar una pequeña habitación por el precio de $150 por semana, en la parte alta de Manhattan, un barrio donde predomina la comunidad dominicana. Nunca había tenido contacto con personas de esta hermosa isla caribeña, pero sí tenía bien claro que eran muy buenos en cuanto a béisbol y a las misses, sin olvidar la música que ha cautivado mis bailes, con su estilo único y alegre.

En el apartamento vivíamos cuatro personas, de las cuales éramos un señor de casi setenta años (responsable del apartamento), una mujer de unos cuarenta y tantos años, la hija de esta mujer menor de veinte años y yo. El señor era un hombre muy cordial y hospitalario, su lema de vida era literalmente servir a los demás y sus acciones hablaban muy bien de ello. Asimismo, las mujeres también fueron simpáticas cuando me mudé, simpatía que fue en declive a medida que pasaban los días.

Decidí llamar a estas personas "el señor", "la mujer" y "la hija".

Entonces, así comenzó la aventura. Como toda luna de miel, cuando estaba recién mudada, en pleno proceso de conocernos, ya saben, surgen las típicas preguntas sobre a qué nos dedicábamos en nuestro países de origen, que hay sobre nuestra familia y por supuesto, sobre la situación de Venezuela. De forma recíproca intercambiamos algunas de nuestras experiencias.

Sin embargo, al cabo de tres meses de estar viviendo en este lugar empezaron a ocurrir cosas de convivencia extrañas, al menos para mí. Empecé a notar que algo no andaba bien, sin embargo, no le di importancia hasta que fui golpeada con una olla de hierro justo en la parte trasera de mi cabeza por la hija. Con miedo y convencida del peligro que corría tomé la decisión de mudarme. Fue entonces, cuando mi cuerpo empezó a mostrar señales de que las cosas en esa área de mi vida tampoco andaban bien.

Me llevó un tiempo comprender lo que voy a compartir en las siguientes líneas y para ser sincera, la capacidad de un ser humano puede ser llevada al límite, hasta que descubra por sí mismo cómo establecer sus propias barreras.

Empecemos por hablar sobre mis pertenencias, aquellas que se encontraban en áreas comunes como la comida, productos de limpieza y aseo personal, que normalmente se encuentran en lugares como la cocina y el baño. Estos se desaparecían como por arte de magia.

Sé que se estarán preguntando ¿Por qué no guardaba sus cosas en su cuarto?

Pude haberme evitado muchos dolores de cabeza si lo hubiera hecho, pero considero mi habitación como un lugar que guarda una energía maravillosa y en este caso, mi habitación también era mi espacio privado, donde generalmente hacía mis meditaciones. Comprendiendo que tanto yo, como todo a mí alrededor está compuesto de campos de energía, tener ciertas cosas en mi cuarto como artículos electrónicos, productos químicos, etc., no es una opción.

En una ocasión, iba a preparar mi desayuno que incluía huevo con vegetales. Ese día la mujer y yo coincidimos en la cocina y para mi sorpresa la única cebolla que tenía en el espacio asignado para mí en la nevera no estaba. Puesto que en la casa solo estábamos dos personas la mujer y yo, con cierto temor me atreví a preguntarle si había visto mi cebolla y esta fue la escena:

Yo: ¿Por casualidad has visto una cebolla? es que no logro conseguirla.

Mujer: no y por qué me preguntas a mí.

Yo: porque quizás la dejé por aquí y se me olvidó (mentira yo sabía cómo había dejado mis cosas).

Mujer: busca en la basura.

Yo: me pregunté ¿En la basura? ¿Cómo mi cebolla va a pasar de la nevera a la basura? pero le hice caso, cuando para mi sorpresa encontré las primeras capas que solemos quitarle a la cebolla para limpiarla. En conclusión, la usó.

Yo: ¿Cómo es que la piel de la cebolla está en la basura? y fue la peor ofensa que le pude haber hecho y otro motivo para que dejara de hablarme.

Mujer: abrió la boca grande y me dijo: "mira adentro de mi boca para ver si me la comí".

Yo: no estoy diciendo que tú la hayas usado porque no te vi cuando la tomaste, pero evidentemente aquí solo estamos las dos y si algo se pierde en cuestión de minutos, tuvimos que haberla tomado tu o yo.

Nadie querría haber estado respirando en aquella atmósfera ese día, se podía cortar el aire con un cuchillo.

En este mismo orden, también me percaté que la palabra asco, la usaban en algunas ocasiones cuando yo cocinaba o cuando encendía una vela aromática, simplemente pasaban frente a la puerta de mi cuarto y gritaban: "asco".

Recuerdo una vez cuando la mujer entró al apartamento gritando: "la gente cree que porque hayan estudiado en su país, pueden venir aquí y decir yo estudie esto o aquello, aquí todos somos iguales, todos somos una mierda". Reconozco que en ese momento lo tomé personal, pero luego me dije: "hey tú sabes quién eres y no es precisamente lo que esta mujer está diciendo".

En términos generales, fue una situación muy incómoda, sobre todo porque a nivel emocional yo reaccionaba sintiéndome con miedo, frustración, tristeza, abuso, etc., y que dicho escenario se extendió por el tiempo que yo permití. El problema no radica en la cebolla, el jabón, su nivel educativo o lo que sea que haya pasado, sino que evidentemente a mí me había afectado tanto que hasta me estaba acostumbrando.

No obstante, cuando estuve en mi proceso con el Cáncer, les pedí si podían escucharme. Abrí mi corazón y les dije que estaba tratando de recordar el día que habíamos tenido una conversación de al menos una hora, ya que realmente nunca la habíamos tenido. Que desconocía la causa por la cual llevábamos más de un año viviendo en la misma casa, sin compartir, pero que evidentemente yo quería que estuviéramos bien, que soñaba con tomarnos un té o café juntas, o pintarnos las uñas y conversar, ver una película mientras comemos palomitas de maíz, etc., entre lágrimas le dije que sí había hecho algo que les había causado dolor o desagrado, me disculparan porque sinceramente no había sido mi intención y que para mí todos los seres humanos estábamos contenidos de Luz increíble y amor. Nos abrazamos y ahí quedó. Recuerdo que la hija dijo: "yo no sé porque soy tan agresiva, es algo que quiero cambiar".

Pero la situación no tardó más de una semana para volver a la realidad.

No me pregunten por qué, pero me tomó más de un año mudarme de aquel lugar, que sin duda alguna, me dejó muchas lecciones de vida.

Ahora que hice un resumen de algunas situaciones por las cuales me sentí humillada o víctima de las circunstancias, empezaré por contar alguna de las cosas que pude aprender de estos espejos, es decir lo que me vinieron a mostrar estas personas.

Primero; ¿Por qué me irritaba tanto que tocaran mis cosas?

Más allá de las costumbres y modales que están a la vista, esto me causaba mucha rabia, hasta que recordé que en mi familia me recordaban reiteradamente que no podía tocar lo ajeno, que no podía intercambiar mi ropa ni siquiera con mi hermana, que si yo no tenía un ingrediente para hacer una comida, debía cocinarla con los ingredientes que sí tenía, la opción de pedir no era una opción, tampoco lo era tener deseos de comer algo que no tenía. Ahora bien, en ninguna circunstancia estoy justificando que tomemos las cosas ajenas, estoy hablando sobre unas palabras que quedaron bien marcadas en mi subconsciente, que detonaban en ira solo saber que habían movido de lugar algo que me pertenece. Me trasladaba a las veces que mi mamá me repetía las mismas frases, regañándome o pegándome.

Segunda lección; aprender a confrontar. Caí en cuenta que esta película ya se me había repetido, la primera vez fue en mi casa, donde nadie tenía el derecho de opinar sobre lo que mamá decía, porque ella era la que mandaba, la que ponía las reglas y la que sabía cómo educar. Mi madre solía repetirnos: "mientras vivan bajo el techo de mi casa, viven bajo mis reglas porque aquí mando yo y pobre de ustedes si me contestan, porque se van a enfrentar conmigo. Cuando tengan su propia casa ustedes pueden opinar". ¡Cuánto poder en esas palabras!

Por lo tanto, siempre que experimentaba una mala situación en una casa que no era la mía y que sin duda alguna me causaba molestia, yo me mantenía al margen, guardándome todas las ganas de emitir opinión, inclusive sintiendo que la situación me estaba perjudicando o causando daño. ¿Por qué? porque mi subconsciente me repetía "esta no es tu casa y no son tus reglas, cuando tu vivas bajo tu propia casa, puedes establecer tus propias reglas". Entonces, tenía miedo de confrontar por miedo a "te vas a enfrentar conmigo".

Indudablemente como parte de las necesidades del ser humano, en aquellas ocasiones, mi cuerpo necesitaba expulsar este estado emocional, por lo que al buen estilo de las mujeres de la película Sex and the City, en mi cabeza estaba ocurriendo una narrativa de lo que según yo les estaba reclamando (confrontando), escuchando también lo que las personas me respondían. Era como liberar la carga emocional de enfado que me quedaba tras cada frustración de no expresarme. Muchas veces me sorprendía al encontrarme hablando sola, cuando esos pensamientos salían a flote a través de mi boca, expresando con puntos y comas cada palabra, sin que quedara nada guardado. Al darme cuenta de lo que estaba ocurriendo me quedaba estupefacta e inmediatamente exclamaba ¡estoy loca! y soltaba una carcajada.

El tercer aprendizaje, es que hay más mensajes o secretos ocultos en aquello que me causa molestia de los demás, de lo que puedo llegar imaginar.

¿Por qué igualo mi nivel de consciencia con la de alguien más?

Suena fácil de responder, cuando soy una persona emocionalmente madura. En primera instancia, esta pregunta me lleva a considerar que a cada uno le llega la persona adecuada, según el nivel de conciencia que tenga, ni más ni menos. Además que se requiere mucha madurez para comprender que es tan solo una prueba más y que mientras me resista, más se seguirá presentando o quedando en mi vida. No son las personas, sino las circunstancias las que vienen a ponerme a prueba, sobre todo cuando me presumo diciendo que soy una persona madura o soy una persona espiritual. Metafóricamente hablando, nos hacemos del tamaño de las circunstancias, que al igual que un videojuego, el grado de dificultad va en incremento a medida que avanzo los niveles. Lo que hace alusión a que la prueba que vivo hoy viene condicionada por la manera como he avanzado en mi pasado.

Luego de digerir el trago amargo, continué tomándome la situación personal, pero bajo otro enfoque. Deseé cuestionarme ¿Qué debo aprender de estas personas? ¿Qué están mostrándome? ¿Qué es lo que más me molesta?

Pues lo que más me molesta es lo que más tengo y hago inconscientemente a otras personas, bajo una conducta pasivo-agresivo. Mi trabajo aquí es preguntarme ¿Qué es?, saberlo y sanarlo. Para perdonarme y soltar a las personas involucradas.

Al mismo tiempo, soy espejo para otras personas. Pero es importante saber que no todos estamos preparados para entender la dinámica de este juego y posiblemente muchos terminan alejándose, adoloridos. Por lo tanto, mi trabajo no reside en mostrarles a los demás lo que deben ver, esa es la responsabilidad que cada uno debe descubrir.

Continuando con la cuarta lección; solo puedo dar lo que tengo.

Indiscutiblemente, todos estamos hechos de amor, un amor que reside en lo más profundo de nuestro ser, aunque las diversas experiencias me van a ir moldeando de acuerdo con lo que considero está bien o mal, según mi sistema de creencias obtenida a lo largo de mi crecimiento. Por lo tanto, una persona herida continuará hiriendo. Pero herir a otro es una forma de compensación que generalmente se expresa como venganza. Y la venganza es una agria emoción que momentáneamente me hace creer que es un dulce, cuando la verdad es que a largo plazo me está amargando por dentro. Entonces, mi sistema inmunológico se debilita y mis defensas llamadas glóbulos blancos, empiezan a liberar sustancias para proteger el organismo de un intruso que me he creado yo misma y que comienza a causar daño silenciosamente. La consecuencia todos lo sabemos: enfermamos.

Si, leíste bien, yo misma me enfermo. Así, voy haciéndolo con cada órgano de mi cuerpo, ya que estos están estrechamente relacionados con mis emociones.

Consecuentemente nos vamos convirtiendo en víctimas de víctimas. Ahora puedo entender porque existe tanta fragmentación entre los humanos. Porque cuando alguien me humilla, me está hablando en su lenguaje, mostrándome la forma como ha sido humillado. Por el contrario, cuando alguien me tiende la mano, me habla con dulzura y me demuestra amor, también me está hablando desde su propio lenguaje. Es el lenguaje que nos han enseñado generación tras generación.

Luego, la próxima vez que vea un comportamiento agresivo desde otra persona, pido que en su vida pueda saborear el lado opuesto de esa emoción, porque sé que ellos pudieron haberlo hecho diferente, solo si se les hubiese enseñado diferente. Pero la realidad de cada uno es distinta.

Esto puede sonar un tanto cursi, así que me llevó a otras preguntas:

¿Cuánto dolor puede contener esta persona dentro de sí? ¿Cómo puedo hacer para que esta persona sienta un poco de amor en su vida? ¿Cuál es mi parte en esto que estoy viendo?

Muchas veces puede ser alejarme. En mi caso, entendí que evidentemente teníamos modales, culturas y valores completamente diferentes. Que, aunque muchos los obtuve estando pequeña, los he ido modificando con el pasar de los años, al darme cuenta de que no todo es blanco o negro.

Por lo tanto, alguien que piensa que la gente que viene a Estados Unidos son una mierda, por el simple hecho de ser de otra nacionalidad, me dice que sus pensamientos son los que son una mierda, me habla mucho más de sus limitaciones personales que de mí o del resto de emigrantes que están en cualquier parte del mundo.

Cuando me enfoqué en ocuparme en lo que estaba dando y la manera como lo hacía, en vez de lo que estaba recibiendo, todo empezó a cambiar, porque lo que estoy viviendo hoy, es el resultado de la fórmula que apliqué ayer. Por lo que si cambio la fórmula hoy empezaré a vivir de acuerdo con lo que quiero recibir mañana.

Como dicen, cada cabeza es un mundo y cada uno tiene su propia verdad en su mente.

Intentar mostrarle a otra persona mi verdad, solo empeorará la situación. Mejor hago mi trabajo y dejo que los demás despierten a su tiempo. Después de todo, así como yo tengo mi guía divina, los demás también tienen su propio GPS interno que les está mostrando la ruta del viaje de su alma.

En cambio, me ocupo de mí misma.

¿Cómo?

- Empezando por reconocer los pensamientos que habitan en mi cabeza, observando mi diálogo interno.

- Observando los patrones de conducta de mis ancestros, porque tengo más de ellos en mi forma de ser de lo que imagino.

Invertir esta energía en mí es más productivo que perderla pensando en lo que dicen o hacen otros, bajos sus propios conocimientos y criterios, sabiendo que ellos al igual que yo, están mejorando a su velocidad.

> *"Las percepciones simbólicas nos permiten darnos cuenta de que el auténtico significado de una crisis reside en mostrarnos lo que debemos aprender sobre nosotros mismos. Culpar a los otros participantes en nuestro drama por enseñarnos lo que debemos aprender es el colmo de la estupidez. Si por ejemplo, debo aprender cómo me sentiría si alguien me robara el bolso, cualquiera que sea capaz de robármelo actúa como mi maestro. Pasarse la vida odiando a un determinado «maestro» —esperando el momento en que yo pueda castigar al ladrón o hacer que se sienta culpable por los años de angustia que me ha hecho pasar— interferirá con mi proceso de aprendizaje. Nadie ha comprendido este principio mejor que el Dalai Lama, quien ha dicho reiteradamente que está agradecido a los chinos por obligarle a exiliarse, pues esa experiencia le ha enseñado el valor de la compasión. (Dado que la diáspora tibetana ha enriquecido a Occidente con una extraordinaria afluencia de magníficos maestros dispuestos a compartir sus conocimientos místicos, nosotros también deberíamos sentirnos agradecidos.) El Dalai Lama nunca dijo que China tuviera razón al hacer lo que hizo, y nunca ha dejado de luchar denodadamente en favor de la liberación del Tíbet del gobierno comunista. Ambas actitudes —la gratitud y la lucha contra la injusticia— no son mutuamente excluyentes." Donna Eden.*

Ahora bien, hablando del señor que me abrió las puertas de su casa, puedo decir que ha sido hasta ahora, la energía paternal más cercana que me ha tocado vivir con un hombre, desde que tengo uso de razón. Este ser tan generoso y humilde me llevó de la mano para atravesar con amor uno de los aprendizajes más fuertes que me ha tocado vivir. Él me hizo sentir segura, cuidada, protegida, pero sobre todo, amada incondicionalmente.

Hoy traer a mi mente el rostro de este personaje me hace llorar de alegría. Ver cómo me ha integrado a su núcleo familiar, me ha cuidado, ha preparado mi comida y me la lleva hasta el cuarto. En oportunidades ha dejado de comer para darme a mí su comida, me ha dado su dinero, me ha preparado todas las clases de té y jugos que son buenos para sanar del Cáncer. Él ha cuidado no solo de mí, sino también de mis amigos.

Me enseñó con su ejemplo que la tolerancia, la paciencia, la prudencia, el dar y el compartir son actitudes que si las aplicamos, puede hacer que nuestras vidas estén llenas de paz interior y armonía, sin importar las circunstancias externas.

Un ser humano que se ha convertido en un ser de luz y según lo que él mismo cuenta, se transformó a través de sus propios procesos y errores de la vida, y que hoy mi guía divina dispuso para mí viaje.

Este hospedaje ha traído consigo experiencias muy enriquecedoras, ya que tanto el señor, la mujer y la hija de la mujer han sido mis maestros y en ambos casos aprendí, aunque uno fue a través del amor y el otro mediante dolor.

Gracias infinitas a usted señor y a toda su familia.

"El miedo es la primera barrera al éxito."

Dawson Ruiz

El Maratón

Cuando tomé la decisión de inscribirme en mi primer maratón, una carrera de 42,195 kilómetros, acudí en busca de la opinión del entrenador Dawson Ruiz, ya que según su formación, podía darme recomendaciones, dado que ya habían comenzado los entrenamientos y yo estaba contra reloj con dos semanas de retraso para dicha carrera.

La respuesta de Dawson fue contundente y dentro de nuestra conversación me dejó clara varias lecciones.

- "SI NO TE TRAZAS UNA META, NO TENDRÁS RAZONES PARA TRABAJAR EN FUNCIÓN DE ALGO", por lo tanto, debes siempre fijarte primero el objetivo que deseas alcanzar y luego planificar la estrategia para lograrlo. Me dijo: "tienes dos semanas de retraso, pero con disciplina las recuperas" y fue entonces, cuando empecé a entrenar en enero del 2016 para el CAF celebrado en la ciudad de Caracas-Venezuela.

- "EL MIEDO ES LA PRIMERA BARRERA AL ÉXITO FLAQUITA", fueron sus palabras después de que le comenté que me daba cierto temor lo que implicaba correr un maratón. Estas palabras siempre las recuerdo.

Entonces, después de una evaluación completa, se convirtió en mi entrenador.

Estando ya en el entrenamiento, tuve que cambiar mis hábitos alimenticios, mis horarios de dormir, los compromisos sociales como eventos y salidas con mis amigos, la forma como me hidrataba, entre otras cosas, ya que el éxito de terminar un maratón se encuentra en el proceso en sí, donde los componentes que he nombrado antes forman parte de un todo. Es mi deber ser disciplinada y congruente con el nivel de exigencia al que estoy llevando mi cuerpo, para evitar poner en riesgo mi salud mientras entreno. Nadie más puede trabajar mi disciplina, pero también es cierto que funciona mejor cuando lo hago en conjunto con una comunidad que está enfocada en los mismos objetivos.

Comprendí que la comida chatarra, procesada, con alto contenido de sodio y productos refinados aportan un tipo diferente de energía al cuerpo, aquellos que nos dan placer y delirio espontáneo, pero como realmente no le está aportando al cuerpo los nutrientes necesarios para su buen funcionamiento no puedo mantener el efecto inicial por largo tiempo, trayendo consigo desequilibrio en la orquesta silenciosa que opera dentro del cuerpo.

Medité en lo imprescindible que era para mí alimentarme bien, cuando quería llevar mi cuerpo a un nivel de exigencia más fuerte. Imaginé el funcionamiento del motor de un auto, aun cuando se use el mejor combustible y aceite, eventualmente cada cierto kilometraje debo llevar el auto para que le hagan mantenimiento. Esta idea la trasladé al funcionamiento de mi corazón que late 60, 70 o 80 veces por minuto, a través de cuatro válvulas que se abren y se cierran, la sangre que entra y sale; el corazón siendo mecánicamente tan complejo y a la vez perfecto, está funcionando y no necesita reparación, como el auto o el avión, que hay que estar revisándolo constantemente para cerciorarse de que todo esté funcionando bien. Quien daña el corazón, es el mismo ser humano.

En mi caso, he sido una adicta emocional a todos los dulces, por lo que entendí que era una pieza del rompecabezas en lo que debía trabajar. Lo primero que hice fue buscar ingredientes sustitutos que le aportaran a mi cuerpo energía nutritiva para que cada órgano funcionara bien y al mismo tiempo, seguir saciando mi paladar.

Tal como ha pasado en adicciones "negativas" que he tenido, sé que si me aferro a ellas, me causarán más daño a largo plazo, ya que todo aquello donde pongo mi energía, crece exponencialmente. Así que sin tratar de engañarme, puedo buscar una solución y reorientar mi enfoque hacia experiencias que me brinden bienestar en todos los sentidos.

El tipo de entrenamiento para carreras de largas distancias, demandan un esfuerzo extra para cada órgano, sobre todo para los iniciados como yo, ya que con cada combinación de ejercicios llevo literalmente al límite el corazón, los pulmones, los músculos, etc., exponiendo mi cuerpo a un nivel de exigencia al que no estaba acostumbrado para poder lograr lo mejor de mí. Obviamente los esfuerzos se hacen progresivamente, conforme voy tomando las condiciones físicas.

Ahora bien, a medida que iban pasando las semanas, fui evolucionando y era notable ver cómo el cuerpo se transformaba en una increíble máquina potente, la capacidad del cuerpo se elevó, la resistencia se hizo más grande y la mente se expandió, fue un verdadero trabajo evolutivo.

Entrenar la mente fue otro trabajo muy distinto y quizás el más complejo. Tomando en cuenta las vivencias que están registradas en mí base de datos, determinarán la capacidad para manejar ciertas circunstancias que se presentan en mí vida y muchas veces somos educados con palabras contradictorias. Como por ejemplo, aprendí de mi maestro Jorge Santacana que si un niño está castigado por el motivo que sea y tiene prohibido ver televisión, cuando el representante le dice: "no puedes" o "no te lo mereces" porque "estás castigado por haberte portado mal", automáticamente se está guardando en el subconsciente una información que corresponde con ciertos patrones de comportamientos y que en la adultez será una persona propensa a tareas (proyectos, metas, sueños) inconclusas y con poca determinación en sus objetivos, cuando empiecen a aparecer las primeros desafíos (obstáculos).

¿Por qué? porque el inconsciente empieza a repetir que no puedo, entonces, para qué seguir trabajando en algo en lo que, aunque si estoy en la capacidad de hacer, no me lo merezco.

Aunque parezca algo tonto, es un factor muy determinante.

"Cuando somos niños, es la edad donde realmente vamos a tener una influencia importante para el futuro, por lo tanto, el ambiente que vivimos antes de los siete años es fundamental

para nuestra conducta como adultos. Los niños captan todo, sobre todo lo que le dicen los adultos.

¿Por qué los niños captan los idiomas más rápidamente que los padres?

Porque hay muy pocos centros cerebrales que no conectan y lo que les dices lo retienen y eso que les dices sale más tarde. Cuando entran en la edad de la pubertad hay muchos más centros cerebrales y todos conectan y es mucho más difícil captar cosas que les dices, porque hay mucha más confusión. Por lo cual, la ventana de la oportunidad para intervenir en educación positiva es de los tres a los seis años." Dr. Valentín Fuster

Entrenar y dominar la mente es todo un arte.

Cuando por fin llegó el día de correr el maratón, comprendí que ya lo había corrido en el entrenamiento. El proceso de preparación había sido el verdadero significado del maratón, compartir con mis amigos, crear una fraternidad, apoyarnos y aprender juntos sobre nuevas formas de mejorar nuestros tiempos; lo vital y rejuvenecedor que es dormir; descubrí talentos que no sabía sobre cocinar sabroso a través de alimentos nutritivos, incluso mis ansiados dulces; valoré más el tiempo y pude planificarme para disfrutar en las diversas áreas de mi vida y tener un equilibrio; me documenté y me hice consciente del funcionamiento de cada uno de mis órganos.

Entonces, el día del maratón solo fui a recoger la medalla. El disfrute fue realmente en el entrenamiento.

El día del maratón una vocecita dentro de mí quiso hacer de las suyas para tratar de paralizarme con el "no puedes" "no te lo mereces".

En el 22k tuve que entrar al baño a orinar ya que ya no podía seguir aguantando las ganas; en el 25k empezó a llover y mis zapatos estaban empapados, en el 32k duré aproximadamente 20 minutos con ganas de ir al baño para hacer número dos; ya en el 35k salió el Sol inclemente que me ardía en la espalda, esta etapa se tornó desesperante, yo deseaba detenerme y lanzarme al piso; en el 38k me empezaron a molestar los tobillos y las rodillas, veía como había corredores en camillas, otros tirados en el piso, algunos de mis compañeros que habían salido muy rápido al inicio de la carrera me los encontré caminando.

¿Por qué traigo al presente todos estos recuerdos?

Para poder entender el poder de la mente.

Esa vocecita que en tantas oportunidades trató de pararme, enviándome señales a través del cuerpo de que tenía que detenerme. Cada uno fueron obstáculos que iban apareciendo conforme yo avanzaba, algunos como parte fundamental de las necesidades básicas del cuerpo y otros como parte del ambiente externo. Pero la sorpresa para mi propio competidor era que yo había entrenado muy bien mi mente para completar todo el maratón, el cual disfruté con cada pisada: yo animaba a todas las personas que veía en la calle, tanto a los corredores que me pasaban, como a los que habían decidido caminar o lanzarse al piso.

También en los momentos que estaba cansada, sobre todo en las cuestas, venía a mí la vocecita de mi entrenador diciendo: "flaquita, mueve los brazos, bracea".

Recuerdo que después del 28k escuché el sonido de las cuerdas de un cuatro[2] y una voz que decía "yo no me explico, como el perico, teniendo un hueco debajo del pico pueda comer, no puede ser, como el perico, teniendo un hueco debajo el pico pueda comer, no puede ser", era la vos de nada más y nada menos que la actriz Gladys Ibarra y quien tocaba el cuatro era un señor muy mayor. En cuanto escuche a lo lejos esa canción me llené de emoción y la empecé a cantar, bueno a gritar hasta que pase frente a ellos.

Fue una experiencia realmente maravillosa.

¿Cuándo disfruto el viaje? En ambos casos disfruté tanto mis entrenamientos, como el día de la competencia, pero honestamente fueron las semanas de entrenamientos previo al maratón las que me permitieron graduarme en esta área, ya que durante este lapso de tiempo estuve abierta y aprendiendo las maravillosas lecciones de quienes estaban en mí vida y a su vez me encargué de motivar a todos los que fueron puestos en mi camino: solo recordándole su gran potencial, me recargué con la energía universal y entré en el círculo del flujo de la vida: dar y recibir.

Esa es la misma fórmula que estoy aplicando en este caso para el Cáncer. Dicen que la enfermedad viene como una misericordia del Creador para con nosotros, es decir, como una segunda oportunidad para hacer lo que vinimos hacer en esta vida y es aquí donde el tiempo juega un papel fundamental, ya que es durante el tiempo que dura todo el proceso, donde verdaderamente nos transformamos por completo y descubrimos nuestros potenciales escondidos, es

---

[2] El cuatro es un instrumento musical familia de la guitarra, que se utiliza en América Latina.

donde aparecen los maestros o mentores de vida y aprendemos a escuchar, a poner en práctica lo aprendido para luego ser los maestros de otros.

Este es un ciclo para toda la vida, sin importar la edad que tenga, siempre voy a tener maestros en mi vida y a su vez, yo seré maestra de otros, pero esto solo lo logro cuando estoy receptiva y vivo con completo entendimiento el significado de la palabra humildad. Entonces, estoy preparada para apreciar mi vida y todo lo que la compone, tanto mi interior, como lo externo, que, aunque esté fuera de mí, formamos parte de un todo.

Ahora te pregunto: ¿Qué viaje estás atravesando hoy?

"Los seres humanos estamos destinados a vivir en sociedad, pero somos nosotros mismos los que debemos recordarnos todos los días lo grandioso que somos."

Devorah O.

Mensajeros

¿Cómo puedo saber cuándo alguien llega a mi vida?

Y no estoy hablando literalmente sobre los que vienen a mí; me refiero a todas aquellas personas que por lo general, me hacen detonar con una actitud en ellos que me molesta y que he atraído a mi vida para hacer mi trabajo.

Sea yo quien aterrice en la vida de alguien o ellos en la mía, los conozca de toda la vida o bien sea alguien nuevo en mi mirada: ¿Qué trae?

Trae un paquete. Si una serie de circunstancias que me ayudarán a resistirme a cualesquiera que sean mis detonaciones, como por ejemplo:

- ✓ Saber escuchar
- ✓ Observar mis pensamientos
- ✓ Dejar de hablar por hablar
- ✓ Controlar la lengua
- ✓ Dejar de criticar-me
- ✓ Ser bondadosa
- ✓ Dejar de juzgar-me
- ✓ Tener temple
- ✓ Apreciar

- ✓ Aprender nuevas maneras de…
- ✓ Tener paciencia
- ✓ Ser dulce
- ✓ Tener tolerancia
- ✓ Saber compartir
- ✓ Soltar el control
- ✓ Ser prudente
- ✓ Ceder
- ✓ Amar-me
- ✓ Saber amar

¡En fin!

Muchas veces estoy consciente de eso que tengo atravesado como una piedra en el zapato, sé que debo dejar de actuar de esa manera y espero que sea así. Lo hago de forma robóticamente inconsciente. ¡Solo exploto y ya!

Un ejemplo de darme cuenta lo narré en el capítulo "El Hospedaje", donde describo cómo una situación de completo caos me llevó a ver a las personas como encuentro entre almas que vienen a mostrarme como sanar un aspecto de mí propia vida.

El hecho de que yo cambié un solo aspecto negativo de mí ya es ganancia para todos, ya que en la consciencia universal, cuando yo cambio, ocurre un cambio en el sistema.

Sé por mi experiencia que el Cáncer me hizo vulnerable y quizás ya lo era, pero me negaba a demostrarlo.

Fue como abrir mi propia caja de Pandora, fui sacando emociones, una tras otra, que me mantenían en un estado estacionario robótico y a su vez era lo que yo irradiaba o transmitía a todos.

Ahora bien ¿Qué he logrado avanzar?

Si es cierto, hice un trabajo para sacar y exponer lo que no estaba bien en mi sistema, lo observé para saber cuál era su posible procedencia, es decir, desde qué emoción o situación de mi vida (momento, edad e inclusive, vidas pasadas) pertenecía; para luego poder hacer el trabajo de depurar y sustituirlo por pensamientos positivos cuando mi mente estaba en estado alfa, de esta forma, reprogramar mi subconsciente y también la consciencia universal.

Si yo cambio, genero un cambio en la consciencia universal y la forma como el universo está operando hoy en día, como ya lo he dicho antes.

"Haz a tu prójimo, lo que te gustaría que él te hiciera." Jean Pierre Garnier Mallet.

Este físico explica esta frase de la Biblia "no hagas a tu prójimo, lo que no te gustaría que te hicieran a ti" a la inversa, es decir de forma positiva. Haciendo alusión a que mis pensamientos crean un potencial y todo eso que yo pienso ya ha sido creado en cualquier parte del mundo, sea positivo o negativo, por lo tanto, si yo hago a mí prójimo lo que me gustaría que él hiciera por mí, evidentemente solo voy a tener pensamientos positivos, porque quiero que mi prójimo también tenga pensamientos positivos hacia mí.

Garnier Mallet autor de la Teoría del Desdoblamiento, explica cómo las experiencias que vivimos han sido creadas por otras personas y viceversa. Aunque no lo veamos físicamente, existe una conexión entre todos los seres que existimos; de esta manera, cuanto más agradecida y positiva soy yo, más bondad y agradecimiento atraigo a mí vida de vuelta, porque recibo lo que vengo dando.

Puedo hablar de mí, por todo lo que sentí durante mi proceso, como me tocó en lo más profundo de mí ser, los pensamientos hermosos que constantemente me llegaban sobre el TODO. Pero ¿Ocurrirá lo mismo con las otras personas que han pasado por circunstancias parecidas a la mía?

He escuchado pocas historias de personas a las que le ha tocado el Cáncer y su opinión es que empezaron a ver la vida de forma distinta, para bien.

"Para mí el Cáncer fue una experiencia de vida y nunca lo tomé como una enfermedad. Aprendí a apreciar las cosas de una manera diferente, empecé a perdonarme, a perdonar a otras personas, a valorar y a disfrutar la vida."

"No es que uno cambia, tu esencia sigue siendo la misma; sino que te vuelves consciente de lo que te rodea y todo eso tiene un valor." Iza García

Entonces, puede sonar loco, pero puede que el Cáncer no sea lo que todos ven "una enfermedad letal". A mi entender, es algo que está tocando a todos por igual.

Hace muchos años atrás fue considerada una enfermedad que solo ocurría en personas de edad avanzada y puede tener sentido, porque digamos que a cierta edad las personas ya han vivido, explorado y creado una especie de antecedente ante el universo (de su propia alma) y esto solo va a depender del estilo de vida que cada uno haya decidido tener. Cuando una persona llega a la tercera edad y sigue comportándose negativamente o en desarmonía igual como todos los años anteriores, suelen ponerlos entre la vida y la muerte de una forma que dé miedo, para que se arrepienta y tome consciencia de cómo puede hacer las cosas desde el amor.

La vejez y madurez trae consigo una recopilación de toda una vida, algo que de jóvenes creemos que nunca va a llegar. De ahí el refrán: "oye consejos para que llegues a viejo", ya que los viejos contienen la más sublime sabiduría. Han aprendido de sus propios errores o de los errores ajenos, saben cómo fue su comportamiento, cuánto amor u odio han albergado en su cuerpo con el paso de los años, cuánto bien o malestar se han creado, cuánto dolor o alegría han traído a su vida y a su entorno.

Pero hoy en día, el Cáncer no diferencia entre edades y esto se debe al nivel de vida tan acelerado que hoy vivimos, completamente desproporcionada y alucinante, comparado con la vida que llevaron nuestros ancestros y no me refiero a los avances maravillosos que el hombre ha hecho, me refiero al estilo de vida.

La información que me llega ahorita es que el Cáncer es un transformador de la consciencia universal, toca a cada persona de manera diferente, es como si otorgara un paquete a cada persona de acuerdo con el nivel de cambios que esta debe hacer en su propia vida y a su vez, está estrechamente relacionado con el entorno que rodea a esta persona y viven con ella este proceso. El tiempo que estos necesitan para poder transformar los cambios necesarios en su vida estará dado por el grado y dificultad del tratamiento o vía a través del cual la persona decida llevar a cabo la sanación física.

Más allá de lo que muchos dicen sobre que la quimioterapia es un negocio muy lucrativo y puede que sí lo sea, pero también debemos reconocer que ha sido uno de los medios a través del cual, la creación ha dado el conocimiento para personas que han hecho los avances científicos en este tipo de medicamentos y para mí no es casual, porque aunque es una medicina que realmente hace su trabajo y que me parece maravillosa, trae consigo un proceso que cuesta digerir. Y cuando hablo de digerir, me refiero a los malestares que cada persona de forma personal y única siente.

Dicen que cada organismo reacciona diferente y yo creo que a cada persona le toca vivir lo que debe sentir para poder hacer su propio trabajo individual.

En mi caso, me hizo paralizar y estar en casa conmigo misma, de hecho, en mi cama, me dijo: "stop!"

Y sé que fue así, porque descubrí lo que tenía que trabajar en mí y para ello necesitaba estar en mi centro, encontrándome con mí ser, con mi esencia, volver al útero.

Para nadie es un secreto que la alimentación procesada que hoy en día consumimos está alterando el ADN universal.

¿Y qué hace el Cáncer? Nos vuelve al origen. Ya que parte de los cambios que todos debemos hacer internamente, es volver al disfrute de la vida en la simplicidad, es hacernos en los hábitos positivos, desde lo que sale de mí, hasta lo que entra en mí, entre esto: elegir hábitos alimenticios como vegetales, frutas, preparar comida con legumbres frescas; observar mis pensamientos, las palabras que digo, hasta mis gestos, ya que esto forma parte de lo que sale de mí, etc.

Sé que puedo desintoxicar cada órgano y desparasitar el cuerpo con alimentos que vienen de la tierra, que no están procesados, así como el té con hierbas que mi abuela hacía con ramas que tenía en el patio de su casa.

¿Y esto es casualidad? ¡No!

Todo forma parte del cambio universal, al cual el creador o guía divina (llámelo según su creencia y como se sienta más familiarizado y conectado) me está empujando, llevándome a hacerlo de una forma más rápida y sumándome hacia una masa crítica más consciente.

¿Con qué fin? Con el fin de que la humanidad volvamos a nuestro núcleo, nuestra fuente, juntamente con los avances tecnológicos que cada día me sorprenden más.

Me gustaría saber que cada persona y el entorno que ha sido tocado por este "mensajero" y transformador proceso, incluyéndome, seamos capaces de ver ¿Qué es lo que hay que hacer? y ¿De qué manera podemos hacerlo?

Saber que así como las personas las he traído a mi vida, la enfermedad también la he traído para que me dé el mensaje que tengo que recibir y entonces hacer lo que tengo que hacer.

Lo que sea que este transformado durante mi proceso debo mantenerlo hasta que una nueva información me llegue y deba seguir evolucionando hasta final de mis días; es decir, no cambiar por el tiempo que dure el proceso y luego volver a imbuirme en la vida que llevaba antes de ser tocada hacia el cambio.

Al contrario, transformarme y a su vez convertirme en un canal para que muchas otras personas puedan realmente ver e internalizar lo que por corrección del alma, le toca hacer.

¿Cómo puedo diferenciar entre un verdadero mensajero, maestro o guía, de un intruso en mi vida?

Los guías de mi vida han sido personas con las que he sentido una conexión indescriptible, es decir, que no puedo explicar con palabras. Han venido a guiarme por el sendero correcto a donde debo redirigirme, tanto física, emocional e internamente hablando. De aquí mi entender, que la sensación de pertenencia que existe entre esa persona y yo, aunque la vea una sola vez en mi vida y luego se marche, me lo da mi intuición, mi presentimiento, mi sensación de tranquilidad al estar con esta persona.

Por otra parte, los mensajeros son maestros que vienen de forma poco agradable, generalmente es todo lo contrario a lo que siento con las guías. Son personas que me pueden repugnar, agotar la paciencia y hasta hacer sentir cierta repelencia, sin siquiera saber el por qué, solo no me gusta su energía.

Entonces, suelo alejarme de estas personas, pero es un gran error que he cometido, ya que estas han venido a mí vida a mostrarme algo que yo debo sanar y como mi ego reconoce esto antes de que mi intuición lo haga, me hace creer que estoy en riesgo y trata de alejarme de inmediato; porque el ego sabe que hay un trabajo de sanación que debo hacer y que si descubro cuál es ese trabajo que yo debo realizar, su energía empezará a volverse más pequeña, ya que todo trabajo interno me lleva al perdón y por ende, al amor, a la bondad, a la misericordia que había creado en el pasado con otras relaciones interpersonales. Este extracto sobre los maestros (o mensajeros) lo amplio en el capítulo "El Hospedaje" y sobre cómo sanarlo en el apartado "Entendí Perdón: Capítulo Abrirse a las Posibilidades".

Los intrusos son todos aquellos que no son ni guías, ni maestros, es decir, los ni-ni. Pero he entendido que son aquellos que tratan de entretenerme en lo que muchos consideran que son "diversiones" (muy tentadoras, por cierto), pero que realmente me están desviando de mi propósito de vida personal.

Ojo: no quiero confundir con que relacionarse es malo y con qué disfrutar de los placeres de la vida como viajar, comer rico, estar con los amigos y tomarme unas copitas, es malo.

Lo voy a llevar a un ejemplo, yo me gano la vida trabajando en cualquier cosa, sin embargo, me he propuesto que voy a empezar hacer con mis dones y talentos algo que disfruto, así que emocionada, me dispongo a recopilar todo lo que necesito para que este proyecto funcione, de hecho, el universo empieza a cooperar y al parecer mejores ideas siguen llegando a mi vida. Empiezo hacer uno que otros ajustes en mi tiempo libre, fuera del trabajo para finalmente crear mi propio negocio.

Llega el día libre (o las horas libres, llévelo a su caso puntual) ¿Y qué creen? Es el cumpleaños de mi mejor amiga. Entonces, esas pocas horas que le iba a dedicar a MI PROYECTO PERSONAL lo aplazo: "es mi mejor amiga, tengo que comprarle un regalo e ir a su cumpleaños, mi proyecto puede esperar una semana más".

Pasa una semana hasta mí día libre ¿Y qué creen? Mis compañeros de trabajo planificaron una ida al museo y yo toda la vida he querido ir a ese museo: "no puedo dejar de ir, además los pases están a mitad de precio ese día".

Y así sucesivamente, entre posponer y posponer MI TRABAJO PERSONAL, la energía que estaba disponible para este nuevo proyecto disminuye, termino regalando las cosas que había comprado echando mi dinero a la basura y continúo trabajando arduamente por hacer realidad el propósito de vida de otras personas, en vez del mío.

Entonces, esas distracciones que me desvían de hacer mi trabajo son los intrusos, pero no las personas, recordando que ellos son solo canales para que se manifieste una energía.

Sabiendo escuchar y siguiendo mi intuición, he aprendido a distinguir entre uno del otro, he aprendido a darle a cada uno el honor y respeto que se merece y a su vez, he aprendido a apreciar las oportunidades que se me presentan para que yo haga con mis dones y talentos lo que vine hacer en esta vida.

Es grandioso y renovador, no sólo para mí, sino para toda la humanidad y el universo me lo agradece.

"Si escucha con compasión la niñez de sus padres, aprenderá de dónde provienen sus miedos, rigideces, temores."

Louise L. Hay

Necesito Corregir el Curso de mi Vida. Tenía un Padre

Mi amiga Mariale con sus ojos conteniendo las lágrimas, me dijo "nunca imaginé que alguien cercano a mí pasaría por esto."

Pero ¿Quién lo hace? Yo creo que nadie.

Mi padre murió de Cáncer de próstata y para mí fue un hecho normal, para luego hacerme más consciente de ello. Posterior a su muerte y gracias a nuestra tía Ivone, caí en cuenta que mi padre vivió completamente solo y de manera denigrante los últimos días de su vida, al menos eso lo demostró nuestra antigua casa, la cual no visitaba desde que mi madre decidió marcharse de aquel lugar.

Mis padres se separaron cuando yo tenía cinco años.

Mi mamá le dijo a mi papá que iría a visitar a mi abuela (su mamá) y más nunca volvió a la casa, dejando a mi padre. Al pasar el tiempo mi madre volvió con un camión de mudanzas para buscar nuestras pertenencias, pero mi padre no lo permitió; esas mismas cosas que 21 años después conseguimos intactas dentro de una caja fuerte, cuando entramos en aquel lugar después de su muerte, el hogar de mi papá.

Recuerdo, cómo me conmovió ver una foto mía en su mesa de cuando yo tenía unos cuatros años; aquel momento me llenó de mucho dolor.

¿Por qué una foto de mí? Cuando mi mamá nos repitió en reiteradas ocasiones que él no nos quería y que él era un mal padre. Tengo entendido por mi mamá y los recuerdos de mi hermana mayor que mi papá era un hombre violento; sin embargo, de cualquier manera como extrañé tener la figura de un padre en mi vida; no sé lo que se siente.

El padre tiene como rol energético orientar la vida de los hijos. Aunque ellos lo hagan sin estar conscientes de esto, los padres determinan el a dónde van los hijos o el cómo lo harán, ya que son la representación del sentido de la vida.

Debo reconocer que William, el segundo esposo de mi mamá, ha sido lo más parecido a una figura paterna, de hecho, lo llamo papá y sé que él ha dado todo su esfuerzo porque me sienta como tal, como su hija, porque lo siento y se lo agradezco enormemente.

Volviendo al momento de la separación de mis padres, recuerdo que un día estando en casa de mi tía en Chivacoa, Venezuela, mi papá nos llamó a la puerta que daba hacia la calle y nos preguntó a mi hermana y a mí si queríamos tomarnos una malta (bebida a base de cebada usada en mi país de nacimiento) en la bodega de Leli; fuimos con él y en cuestión de minutos, estábamos camino hacia otra ciudad, nos raptó. Con el pasar de los días, solo recuerdo que mis padres estaban discutiendo legalmente nuestra custodia. Fue cómico ver que en una de las sesiones, mi papá llevó una bolsa de papel marrón repleta de dulces (chucherías). Esa fue la última vez que lo vi.

A menudo, él llamaba a la casa de mi tía Irma y hablábamos por un rato, hasta que mamá nos lo prohibió.

Desconozco que tan traumática pudo haber sido la vida de mi mamá al lado de mi papá y tampoco sé si tomó la mejor o peor decisión para nosotras al alejarnos de nuestro padre, es algo que siempre le respetaré, sin embargo, quisiera haber compartido más con él.

Mi madre tomó ambos roles y sé que no fue una tarea fácil; solo recuerdo que empezamos a vivir en una casa sin siquiera los servicios básicos, dormíamos las tres en un colchón que nos regalaron, teníamos una cocinilla de queroseno y teníamos que caminar unos 30 minutos de ida y otros 30 minutos de vuelta al pueblo más cercano para comprarlo. Para mí era divertido, era una niña y todo en esa época me parecía una aventura.

No sé si mi mamá será la culpable de no haber visto a mi papá más nunca y luego yo misma, ya que después de los 18 años me independicé y muy bien pude haberlo contactado, sobre todo sabiendo que cuando era una niña él trató de contactarnos en muchas ocasiones.

Todas las personas tienen su misión en esta vida, y quizás la de mis padres era juntarse y ser el canal para que tanto mi hermana y yo viniéramos a este mundo. Entonces, no hay culpables en esta situación, solo escenarios donde cada uno tenía su papel que cumplir.

Cuando me enteré que mi papá había muerto, ya habían pasado dos meses. Supe que le detectaron Cáncer de próstata y a los tres meses murió.

Recuerdo aquel lugar tan miserable donde vivió los últimos años y me llenó de dolor. Ahora que yo estoy pasando por la misma situación, pero, lo tengo todo y sin embargo, a veces me llego a sentir sola.

¿Cómo se habrá sentido él? ¿Cuánta misericordia puedo pedir para la elevación de su alma?

Lo peor de todo, es no haber sentido nada al enterarme de su muerte, como cuando escuchaba en las noticias en Venezuela, la cantidad de muertos de cada fin de semana, como si fuese una cifra y nada más.

¿Será cierto aquello que dicen que amamos solo a aquellos con quienes hemos compartido? O al menos se despierta un sentimiento por esa persona.

¿Será que por no haber sabido absolutamente nada de mi papá, lo saque de mis sentimientos completamente?

Mi papá hacía muchos negocios de compra y venta de bienes, eso hizo que hasta los 5 años, viviéramos en tres lugares distintos, según lo que yo recuerdo, ya que tras cada inversión, terminábamos mudándonos. Me emocionó mucho cuando vivíamos en Miranda, porque el negocio vino con una casa rodante, mi hermana y yo adorábamos jugar en ese lugar. Estoy recordando que mi mamá pintaba figuras de porcelana de los dibujos animados de Disney, me encantaba verla hacer esto, quizás porque tengo el don artístico, ¿lo habré heredado de ella?

Una vez nos quedamos mi hermana y yo en el negocio, yo tendría 4 años y mi hermana 7 años; estábamos comiendo la chuchería (dulces procesados), cuando de pronto vimos que mi papá venía a lo lejos, del susto le dimos todo lo que teníamos en la mano a unos niños que estaban comprando.

Recordar momentos de compartir familiar me llenan de alegría y dicha y hoy he traído a mi presente la energía de tu papel papá, con amor, sutileza, aceptación y reconocimiento. Esa energía está siempre presente en mí.

Sé que nos volveremos a ver físicamente con otros cuerpos, hasta entonces.

Constelación Familiar

Sobre mí experiencia con la constelación familiar, las verdades y los mensajes recibidos.

Si pudiera usar una palabra para describir esta terapia sanadora sería: Renacer.

La constelación familiar ayuda a resolver conflictos de varias generaciones, así como también, revela información desconocida que habita en el subconsciente.

Hoy renací desde el perdón, la aceptación, el amor, el reconocimiento, la confrontación, la humildad, el saber, la aprobación, el pedir, dar las gracias, la compasión, la responsabilidad y la consciencia del poder en cada pensamiento, palabra y acción que hago, y cómo esto puede llegar a manifestarse o a esconderse en mi vida.

Esto lo comprendí en una sesión, cuando me enteré a mis treinta y tantos años que la píldora del día después no es una píldora anticonceptiva, sino una forma de abortar. Caer en cuenta sobre eso, me hizo entrar en una crisis de risa, llanto y culpabilidad por haberla tomado irresponsablemente sin saber primero de qué trataba y peor aún, sorprenderme con la estremecedora noticia de que hubo una gestación y que era una niña.

He tomado muchas decisiones pensando egoístamente solo en mí y reconozco que ello ha sido clave en el desastre que muchas veces he presenciado en mi vida, el efecto.

Reconocer el amor por mi papá y el trabajo tan fundamental e importante que jugó en mi vida, soltarlo como mi pareja y liberarme del patrón de ver a todos los hombres que llegan a mi vida como padres, ya que, trabajando a un nivel más profundo, he buscado en esos hombres el rol que juega un padre en la vida de un hijo, en vez de verlos como mis parejas. Debido a que cuando nací y hasta cierta edad, solía ver a mi padre como el amor de mi vida, donde evidentemente es un amor con un rol muy importante, pero que al crecer se me olvidó cómo diferenciarlo con el amor de una pareja; son amores diferentes.

Confrontar a mi mamá desde el amor y decirle que su proceso con mi papá como esposa es de ella y mi proceso con mi papá como hija es mío, por lo tanto, debo darle a mi madre el puesto que se merece como tal, dejando así de competir con ella.

Reconocer el puesto de mi hermana mayor, como la primera hija, darle y respetarle con amor su lugar; saber que ella fue la que le permitió a mis padres formar una familia. Luego nací yo. Soy creativa, inventora imaginativa, con unos dones y talentos únicos, siendo la segunda, pero no menos importante; de esta manera, debo dejar de pelear con mi hermana como medio para llamar la atención de mis padres.

Mi hermana mayor me sigue a mí, lo que significa que ella debe cuidarse en cuanto a su salud y prestar mucha atención a mis palabras de sanación.

Saber que Dios ha puesto ángeles en este mundo como intermediarios para ayudarnos.

Perdoné y pedí perdón.

- ✓ Solté
- ✓ Me sorprendí
- ✓ Me alegré
- ✓ Me liberé
- ✓ Me conmocioné
- ✓ Me abracé
- ✓ Me sentí a mí y a mis seres queridos
- ✓ Me arrodillé
- ✓ Agradecí

Que gran bendición tengo por contar con estos seres de Luz tan maravillosos, mensajeros que me han hecho saber.

Gracias Milagros, gracias Francilenny, gracias Claudia.

"Eso que estás viendo no eres tú, tú eres Luz pura, algo mucho más grande."

Claudia Scarpellini

¿Cómo Dejo de Auto Exigirme Constantemente?

Verme hoy fue impactante. Muchas cosas han sido impactantes en el último año, y me pregunto ¿Qué hay detrás? ¿Qué debo aprender? O mejor dicho ¿Qué debo vivir? ¿Cómo debo vivir?

Yo siempre he deseado disfrutar al máximo mi vida y siento como si muchas veces con el pasar de los años voy alejándome de ese estado o me voy exigiendo más, queriendo ser feliz y disfrutar solo con aquello que **quiero** y no con aquello que **tengo**.

Una semana después de la mastectomía, tuve que realizarme mi primera cura, yo sola. Estaba al teléfono con una de mis personas favoritas, Claudia, una mujer, amiga, madre, hija, maestra, alumna, creativa, brillante y radiante siempre, a pesar de la propia oscuridad con la que ha tenido que lidiar como todos los seres humanos.

Mientras me hacía la cura frente al espejo y quité la última gasa, estaba allí lo que antes era mi seno, ahora era un hueco gris, hacia adentro, adolorido y a la vez sin sensibilidad. Honestamente, fue bastante duro (un golpe bajo a mi ego) verme de esta manera e inevitable venirme en lágrimas de dolor. Me sentía culpable por haber sometido mi cuerpo a todo esto y me preguntaba ¿Cómo fue que llegué a este extremo? ¿Cómo le hice tanto daño a mi templo? Mi amiga pudo oír mi largo silencio desde miles de kilómetros donde se encontraba y me dijo algo muy cierto:

"Eso que estás viendo, no eres tú. Tú eres algo más maravilloso que eso, es solo tu cuerpo, tú eres tu alma."

Claudia Scarpellini

Aunque este episodio está contenido de mucho drama, ese no es el punto. La vida en sí misma es un drama auto creado, donde cada uno juega el papel que mejor le apetece.

Después de las palabras de Claudia pude verme a mí misma y entender que el cuerpo es prestado, solo lo tomamos para que nuestra alma venga a hacer su trabajo. Pero una vez más, entraron y comencé a preguntarme si esto llamado "Cáncer" es parte de la corrección de mi alma ¿No se suponía que debía trabajar en la familia? o ¿Fue una situación que traje a mi vida?

Se sobreentiende que esto debió quedarme claro durante el proceso de quimios cuando hice todo el trabajo de sanación interna. Debo seguir adelante, no volver a esos estados de preguntas. Es que ¿Acaso estoy distrayéndome para evitar hacer mi trabajo?

A veces me confundo porque vivo enfocada en querer hacer tal trabajo correcto, es decir, enfocarme en el propósito de mi vida, pero que tal si el trabajo real fuese solo "ser feliz". ¡Punto!

"Estoy viva."

Me enseñan desde niña a responder, sobre todo a responder las respuestas que los adultos quieren escuchar y no a responder desde la maravillosa perfección que soy. Me enseñan también a relacionarme con otras personas, pero se olvidan de enseñarme cómo relacionarme conmigo misma, a responderme a mí misma. La verdad es que durante toda mi vida hablo más conmigo misma que con otras personas. De ahí que Louise Hay hacía tanto hincapié en cambiar los pensamientos negativos por pensamientos positivos, estando siempre en un estado de observación sobre lo que me repito en mi mente cada instante. Pero también es curioso porque desde niños tenemos un amigo imaginario, con quien jugamos y a quien le contamos nuestras más íntimas experiencias bien sea conversando o usando un diario, esas que siempre pasan en nuestra poderosa mente, que jamás llegamos a vivir, pero si llegamos a sentir.

Entonces, qué hay de las preguntas y respuestas que suceden en nuestra mente. ¿Quién las pregunta? ¿Quién las responde?

Las preguntas tienen un poder increíble, en ocasiones no estamos ni tan cerca de digerir las respuestas, pero sin embargo, nos atrevemos a preguntarnos, como cuando éramos niños y teníamos un "¿Por qué?" a todas las respuestas que nos daban. Pero nos dijeron que éramos muy preguntones y dejamos de preguntar en voz alta, porque las seguimos haciendo en nuestra mente, hasta el día que morimos.

Exigirme a mí misma me ha llevado a cruzar océanos físicamente, empujándome a ir por más, saber que puedo lograr más allá de mis creencias, atravesando mis propias barreras y miedos, y también me ha llevado a conocer otras galaxias energéticamente hablando, ya que he aprendido a sentir la energía de todo lo que existe y por lo tanto, poder crear una conexión más allá de mis cinco sentidos. A pesar de, lo que más me ha llevado a experimentar la sensación de auto exigencia, han sido las cicatrices ocasionadas por los látigos invisibles que me he dado yo misma a través del tiempo en mi delicada espalda, esos latigazos que aunque no los veo, si los siento.

Siempre me estoy exigiendo más y más, porque sé que puedo avanzar más lejos, olvidándome de mis propios logros, olvidándome de esos pequeñas grandes pasos que me han llevado a conquistar dichos océanos, olvidándome de todo aquello que si he logrado hasta hoy, olvidando voltear al pasado para ver cómo era hace cinco años y ver en lo maravilloso que me he convertido hoy.

Entonces me dije, "es hora de vivir de acuerdo con lo que tengo que vivir y no de acuerdo con lo que quiero vivir, porque mi alma sabe perfectamente el camino, y sabe cómo hacerlo mejor que yo". El trabajo de mi cuerpo es ser el vehículo para que eso suceda en lo que llamamos "experiencias".

Me vi desde adentro hacia afuera y mi cuerpo se llenó de una sensación tan sabrosa de plenitud.

Sentí por primera vez en mi vida la hermosura de quien soy, sin importar lo que el espejo me mostrara, porque soy más que mi cuerpo y lo que realmente amo es quien soy y lo que aman los demás de mí es precisamente eso también, quien soy.

Y ¿Quién soy?

Soy Amor.

Ayer leí esto en el Facebook:

"Debemos vernos a nosotros mismos y al mundo, con los ojos del alma y no con los ojos del cuerpo como estamos acostumbrados." Yosef Y.

¡Qué oportuno!

Cuando estoy frente al espejo y me veo a los ojos, puedo ver a alguien lleno de amor, de luz, de compasión, un ser sublime y ese es el punto, es lo que soy: Amor. Y no lo que me quieren hacer creer mis ojos externos.

Evidentemente existe una figura física, pero eso, véase como se vea, no es lo que determina quien realmente soy.

Los ojos del cuerpo quieren hacerme ver fea, desfigurada, menos femenina, incapacitada para amamantar, pero ¿Es eso lo que realmente soy Yo?

Yo soy una mujer bella, por dentro y por fuera, amorosa y llena de una luz que brilla e ilumina a todos en su entorno, alegre y divertida, feliz y llena de vida, llena de retos y sueños, soy inteligente y apasionada. He sido y soy capaz de llegar tan lejos, más allá de mis capacidades, he dejado amor e inspiración por donde he pasado. Y eso es lo que cuenta para mí.

Solo me expando como la Luz y brillo sin hacer ningún esfuerzo y eso es grandioso.

The Young Victoria

Abre tu mente

Examina las opciones

Y tu honestidad te sacará de la tormenta

Puedes hacer este trabajo

Y puedes hacerlo bien

Tienes coraje y un gran corazón.

Y tú misma lo dijiste: Eres más fuerte de lo que pareces. The Young Victoria, la película.

"Soy más fuerte de lo que parezco. Sarah Rojas."

"La diferencia es, que el verbo es la acción de la persona, el sustantivo es la persona."

Verbo Vs Sustantivo

Eso que estás Viendo no eres Tú

Cuando me veo en el espejo, realmente:

¿Qué estoy viendo?

¿A quién estoy viendo?

¿Soy yo?

Aceptada completamente o el espejo me está mostrando otro yo, más evolucionado o menos aceptado.

¿Cuál es la razón por la cual me cuesta verme durante largo tiempo a los ojos mientras estoy frente al espejo?

¿Por qué ha sido esta una terapia curativa durante muchos años?

Mirarme en el espejo fijamente a los ojos y decirme: "me amo, sencillamente te amo Sarah".

Vuelvo a mi pregunta.

¿Qué estoy viendo?

Cuando me veo al espejo veo mi cuerpo, veo que está volviendo a salir el cabello, veo canas, veo algunas arrugas, veo ojos amarillentos, veo un diente doblado, veo manchas en mis mejillas ¿Sigo con la lista? Veo físicamente con los ojos del cuerpo, con los ojos que por lo general me muestran cuán imperfecta soy.

¿A quién estoy viendo?

A una mujer que quiere llenarse de muchos halagos para sentirse completa, que quiere abrir los ojos y ver que un ser amado está ahí abrazándola, haciéndola sentir segura.

Quiero ver a mis sobrinos correr mientras juegan, quiero ver como mi barriga va creciendo debido a la vida que llevo en mi vientre.

¿Qué más veo?

Veo complejidad, qué falta, qué sobra, qué no encaja, veo, veo, veo…

Cuánto de todo esto que veo realmente me hace feliz y me hace sentir conforme con lo que soy, con lo que tengo, de lo que estoy hecha. Y ahora me pregunto y es que realmente ¿Soy yo?, eso que veo en el espejo ¿Soy yo? ¿Mi esencia? Cuando me veo fijamente a los ojos en un espejo veo otra cosa, algo más allá, pero que está aquí tan cerca que puedo sentirlo.

Es sublime, es belleza, es perfección, es paz, es serenidad, es calma, es alegría, es compasión, es felicidad, es completud, es lealtad, es protección, es perdón, es tolerancia, es amor.

Eso es realmente lo que soy.

Cuando mi alma se ve al espejo, cuando me veo con los ojos de lo que realmente soy, es tan simple y fácil de reconocer de qué estoy hecha; de Luz infinita que recorre cada centímetro de mi existencia y se expande a todo mi entorno, porque soy capaz de cubrir con esta energía al resto. Por eso creo que me cuesta tanto mirarme a los ojos por largo tiempo cuando estoy frente al espejo.

Por lo general, cuando estoy frente a un espejo mirándome a los ojos, enseguida me distraigo, pero realmente ¿Qué hace que me distraiga? Qué pasa con ese algo que no quiere que vea lo sublime que soy?

Los ojos del alma ven claridad, cuando me veo con ojos del alma, me veo pura, veo mi nariz y digo: "¡Wow! tengo una estupenda nariz que hace juego con mi rostro, y por donde inhalo el aire que va a mis pulmones y me mantienen viva". Me digo: "que afortunada soy de tener dientes que me permiten triturar los alimentos al mismo tiempo que se unen con la alcalinidad de la saliva; mis ojos que me dan el mérito de ver la maravilla del universo en todo su esplendor, mi cabello cubre y protege mi cabeza, que bendecida soy de tener cabello sin importar el color, tengo una piel que me protege mi cuerpo y sus arrugas solo son el sinónimo de un cuerpo que habla a través de mis experiencias de vida".

Y en general, este cuerpo físico que veo no es mío, fue la vestimenta que escogió mi alma para tener un templo donde reposar, para poder ir y venir mientras está aquí en la tierra haciendo su trabajo.

Cuántas distracciones he tenido a lo largo de mi vida a través de las cuales he perdido el enfoque. Pero eso no está mal, ha sido el camino que decidí recorrer.

Estoy segura de que seguiré distrayéndome, pero las estancias serán más cortas, hasta que logre enfocarme en mi verdadero propósito.

Cuando vuelva a verme al espejo y una voz empiece a susurrarme lo fea o mal que soy, me repetiré:

"Eso que estás viendo no eres tú ,Sarah; tú eres algo más grande, maravilloso y sublime". Soy el sustantivo.

"Examinaré mi mente en todas las acciones y tan pronto como surja un estado negativo, con firmeza me enfrentaré a él y lo alejaré de mí, pues constituye un peligro para mí y para los demás."

Langri Tangpa maestro del siglo XII

"Fórmula Ra:
[Sol + tiempo de permanencia] = Bueno/ Malo."

Sarah Rojas

Sol-Edad

La edad del Sol, como le llaman muchos, me ha permitido entrar en lo más profundo de mi ser, explorarme en donde jamás imaginé y conocerme después de 35 años.

La soledad desde donde la veo trae consigo muchos sentimientos encontrados y me revela mis propias verdades.

Aunque llevo varios años tratando de llevar mi vida a mi manera solitaria (porque realmente no es así, hay una maquinaria trabajando invisiblemente para que todo se dé, sobre todo dentro de mí), me di cuenta de que le tenía terror a ese estado, estar sola; y lo supe porque me hice consciente de que siempre había buscado la manera de mantenerme ocupada en actividades y con personas que me distraían de mi realidad. Solitariamente ocupada; eso quiere decir que aunque le diga a los demás y a mí misma que estando sola me hace sentir bien (porque de niña me repitieron hasta el cansancio, "usted nació sola, no acompañada, haga sus cosas solas", hay mucho poder en esa oración) en el fondo es una mentira disfrazada, porque lo que realmente siempre he querido es estar en una familia grande y al lado de seres queridos.

Sin embargo, he reflexionado tanto sobre mí misma y sobre la palabra "SOLEDAD".

Existen personas que llevan esta palabra por nombre y su vida no le hace reverencia al significado de esta, porque han sabido llevar su vida en compañía.

Si dividimos la palabra en partes para ver su significado, podemos conseguirnos:

SOL - EDAD = EDAD DEL SOL

Y ¿Quién es el Sol? Y ¿Qué representa el Sol para la tierra?

Puedo decir que es una gigante bola de fuego que se encuentra tan alejada de la tierra que es incapaz de quemarla, sin embargo, mantienen entre sí la distancia perfecta para que la tierra se beneficie de los rayos del cálido astro rey. Desde su lejanía y calidez cumple su rol de dar innumerables beneficios al planeta donde habitamos, vital para todos los seres vivos, a los humanos nos aporta vitamina E; es vital para el crecimiento y la fotosíntesis de las plantas, es a través de los rayos del Sol que se define el color de las hojas de las plantas; hace que tengamos días luminosos y calientes; es la principal fuente de ondas electromagnéticas que aunque son invisibles ante el ojo humano, lo afectan directamente. El Sol nos aporta más de lo que nuestros cinco sentidos nos hacen creer.

A su vez, los rayos del Sol son dañinos para todos los seres vivos que son expuestos por largo tiempo, causando quemaduras, sequías, etc. Se sabe que exponerse al Sol a ciertas horas es más beneficioso que en otras, esto dependerá de la cercanía entre el Sol y la tierra.

También, hay luces del Sol que vemos y otras que no vemos. El Sol siempre está allí aportando energía, aunque haya nubes, aunque esté lloviendo, sus ondas electromagnéticas tales como rayos X, rayos Y, rayos G, luz ultravioleta, luz infrarrojo, microondas y las ondas de radio, están presente (dependiendo de su magnitud, claro está).

Moraleja: El Sol es el mismo y su trabajo es dar energía, puede resultar bueno y malo al mismo tiempo. Solo depende de mí decidir cuánta energía quiero recibir; por lo tanto, debo encontrar un equilibrio para saber la dosis correcta que funciona para mí. A diferencia de los otros seres vivos que habitan en el planeta, el ser humano es el único con la capacidad de decidir.

Una planta no puede decidir arrancar sus raíces y moverse hacia otro lugar cuando el Sol está en su punto más caliente, pero el ser humano sí. De hecho, algunos animales que son sensibles ante algunas frecuencias electromagnéticas saben en qué momento dejar un determinado lugar cuando están en peligro de muerte, como catástrofes naturales. Sin embargo, y contradictoriamente, aunque los seres humanos estamos dotados con una inteligencia divina, muchas veces no la sabemos usar.

Por lo tanto, el enfoque de la soledad, en cuanto a si es beneficiosa o perjudicial, si es buena o mala, si es triste o alegre, solo lo determino yo.

Entonces, EDAD del SOL es el momento en el cual yo tengo la oportunidad para explorar lo mejor de mí, entrando en un espacio de tiempo donde puedo condensar mi energía para enfocarme en mi trabajo interno o espiritual, que no es más que escuchar y observar mis pensamientos, revisar toda la basura que a lo largo de mi vida he depositado en mi mente, hacer un inventario de lo que me funciona hoy y lo que no, para poder estar en paz y por lo tanto, ser feliz y disfrutar de la vida. Es cuando me encuentro conmigo misma en SOLEDAD.

El trabajo interno, es un proceso que debo hacer en silencio y a solas. Solo puedo lograrlo estando en lo más inhóspito de mí misma, por el tiempo que sea necesario. La razón de esto se debe a que solo yo pienso en mi mente, solo yo sé lo que me digo a mí misma; conozco mis miedos más íntimos, mis limitaciones y dependencias y si aún no lo conozco, un momento a solas me da la capacidad para agudizar los sentidos, observar detalladamente mis circunstancias actuales, mis relaciones y mis proyectos personales.

Para realizarlo no debo esperar estar atravesando por una "mala racha", puede que tenga en mente planes, sueños, metas o ambiciones que quiera manifestar; entonces, para ello debo dedicarme tiempo a mí misma para reflexionar y establecer la ruta a través del cómo lo voy a alcanzar.

Fue cuando comprendí que la espiritualidad no es algo que puedo aprender, leer, escuchar o enseñar. Si, es verdad que existen innumerables caminos que han sido puestos para el ser humano como herramientas que pueden darnos una guía de ¿Qué hacer? pero el ¿Cómo hacerlo? Depende de cada ser humano. Así sé que mi espiritualidad habla por sí sola a través de mi actitud, ya que el cómo soy, viene de lo que digo y de lo que pienso. Y eso que digo y pienso, vienen de mi sistema de creencias, por lo tanto, cuanto más me observo, más oportunidades tengo para comportarme como una persona espiritual conmigo misma y por supuesto, con los demás.

Esta es una de las razones por la cual muchos brillan con más rapidez que otros y esto se debe a la capacidad interna que tienen para reflexionar y ponerse en marcha para alcanzar sus objetivos y para el cambio. Efectivamente, yo soy quien debo tomar la palanca y cambiar el curso de mi vida por el camino que esté más cerca y sea más fácil para mí. Es un trabajo que otra persona no puede hacer por mí, por más que me ame.

Consiguientemente, la "EDAD del SOL", es el momento oportuno para limpiarme de lo tóxico que llevo (internamente), para conectarme con mi creatividad y expresarla a través de actividades, como por ejemplo, transformar un alimento en una deliciosa comida que deleite mi paladar; para conectarme con mi inspiración divina y manifestar a través de mis dones y talentos un servicio que me beneficie a mí y al resto de las personas (enfocándome en lo que se me hace fácil a mí, en eso que no he tenido que estudiar porque ya vino conmigo), para observar mis debilidades y poder ver cuáles son mis oportunidades de mejora. Es un ejercicio de vacío y llenado, porque ambos están contenidos dentro de mí. Puedo dar lo que soy, lo que tengo y si tengo un farol de amor dentro de mí, brillo como el astro rey: Sol.

Ahora entra en juego la paciencia, que me da la capacidad de ir asimilando aquello que voy descubriendo de mí misma y me permite encontrar ese equilibrio, me lleva a distinguir cuándo necesito estar en mi espacio y cuándo compartir, así como también por cuánto tiempo puedo soportar las energías de personas y cuando saber retirarme. Este ejercicio me permite conectar solo con lo bueno de "algo" (persona, lugar o cosa), saber ese punto donde ese mismo "algo" que contiene lo bueno y lo malo, no traspase la línea invisible y me termine quemando yo misma.

Es cierto que muchas veces me siento sola y acorralada, me siento vacía, como sin gracia; es aquí donde suelo recurrir a buscar la aprobación de otros (eso que no me hago a mí misma), para sentir que estoy encajando en "algo" y por ende, tener la sensación de felicidad. Pero qué pasa cuando estoy por mucho tiempo consumiendo esa píldora de "felicidad", llámese aprobación, aceptación, compañía, etc. ¿Qué pasa? Pierde la gracia y acabo por querer dejarlo, porque por ejemplo, imaginando que mi felicidad se encuentre en ir a un parque de diversiones, decido mudarme allí para ser feliz por siempre, pero estúpidamente llega un momento donde ya no es divertido para mí estar en ese lugar, necesito llenarme con algo más, entonces busco la puerta para salir de ahí e ir por otro tipo felicidad; de esta manera, los seres humanos pasamos gran parte de nuestra vida, sin encontrar algo que realmente sea significativo.

Paradójicamente me he vuelto idolatra a mí propia esclavitud. Me he creado lugares, religiones, creencias, dogmas, comunidades, clubes, donde puedo sentir que encajo y soy aceptada de acuerdo con la verdad que en este momento tengo y si no tengo ninguna, dejo de creer en mí por ir detrás de la verdad de otra persona. En el peor de los casos, soy idolatra de mi propio odio, de mi propia rabia, de mi propia vanidad, de mis tristezas, de mis limitaciones, de mis miedos; que, aunque no reconozco, siguen estando dentro de mí y los justifico perfectamente a través de las acciones que otros me han hecho y por eso los odio, por ejemplo.

En mi caso puntual, me tocó experimentar mi propio proceso a través del Cáncer "completamente sola", de hecho, fueron dispuestas para mis algunas personas que parecían crueles, que solo se encargaron de colmar mi paciencia, entonces el odio que estaba dentro de mí, que se suponía debía sanar, iba incrementándose y yo iba justificándolo, ya que era culpa de esas personas que yo las odiara o por el contrario, era el ambiente idóneo para que yo pusiera en práctica, en carne propia, lo que es el perdón, la compasión y dejar de idolatrar al odio.

"Los enemigos como el odio y el deseo

no tienen brazos ni piernas

ni son valientes ni sabios;

¿cómo entonces me han utilizado como si fuese su esclavo?"

Shantideva Maestro Hindú del siglo VIII

Por otra parte, quienes vinieron a mi vida a ayudarme y querían estar a mi lado, lo estuvieron, pero solo en momentos críticos cuando realmente no podía valerme por mí misma. Recuerdo que lloraba, porque aunque entendía que era lo mejor para mí (ya que se me dan los escenarios donde voy a transformarme), no quería sentirme sola, haciendo que la situación empeore, ya que así nada fluye.

Yo quería estar rodeada de personas que me amaran, que me abrazaran y me recordaran que todo estaba bien, una sublime compañía, como la de la familia. Pero si vamos al caso, yo amplié mi familia, yo gané más amigos, tuve el amor y la energía de un padre putativo, de hermanos que la vida trajo a nuestro encuentro por el tiempo que ambos necesitábamos, ni más ni menos.

Pero ¿Realmente iba a hacer todo el trabajo que he hecho estando llena de gente a cada momento? No ¡Exacto!

Para cada uno se nos dan las condiciones adecuadas. En el lugar donde estoy, en el ambiente y con las personas, es exactamente "lo que es mejor" para mí, para revelar mi máximo potencial.

Siempre tengo dos opciones o más, un abanico de opciones, puedo llorar hasta que alguien se apiade de mí, pero no hago mi propio trabajo o no tomo el timón del barco para atravesar la tormenta.

Créeme cuando digo que mi oportunidad con el Cáncer fue muy fuerte en todos los sentidos y niveles de mi cuerpo y mente, pero en otro sentido para mi alma. Mi elección fue controlar la embarcación (mi mente y cuerpo) tomando el control de mi vida.

Porque honestamente, mi alma sabe muy bien todo lo que debo atravesar y el sufrimiento puede ser un arma letal para la vida como humano.

¿Cómo sé cuándo el dolor está atravesando la línea invisible hacia el sufrimiento?

Cuando el Sol empieza a calentar la piel a través de sus rayos que no veo, pero que el cuerpo sí está recibiendo, es una señal para alejarme del Sol, porque ya mi cuerpo tomó la energía suficiente. Entonces, el cuerpo empieza a sentir cierta incomodidad como: calor, ardor, sed, enrojecimiento de la piel, dolor en la piel, etc. Si aun con todo el desagrado, yo decido permanecer en el Sol, lo más probable es que esa pequeña molestia se convierta en dolor y pase la noche sufriendo por el malestar que esa decisión mía de permanecer por largo tiempo en el Sol ha ocasionado.

En ese momento empiezo a decir que el Sol es malo y le cargo toda la culpa.

¿El Sol es malo? Honestamente ¿Quién decidió el tiempo de exponerse al Sol? ¡Exacto, yo!

He creado una fórmula que le llamo: *la fórmula Ra*[3]:

$$[Sol + tiempo\ de\ permanencia] = Bueno/\ Malo.$$

Donde:

- Sol, representa la energía de dar y simboliza cualquier cosa que existe.

- Tiempo de permanencia, está relacionado con el poder que un ser humano tiene para tomar decisiones de cuánto desea recibir.

Ahora usando la fórmula Ra, voy a sustituir la palabra Sol por cualquier cosa (persona, lugar) que considero que me está causando malestar en este momento, y le voy a sumar el tiempo que yo decido permanecer allí o la cantidad que yo decido tomar, por consiguiente, esto me va a arrojar un resultado que será= Bueno/ Malo.

Dependiendo del resultado, sabré dónde estoy invirtiendo mi energía, cuál es mi cuota de responsabilidad y así dejar de culpar.

---

[3] RA: era considerado el Dios solar de la mitología egipcia. Deidad del antiguo Egipto.

"Aunque estuviese en la naturaleza del niño

causar dolor a otros seres,

seguiría siendo incorrecto enojarse con él.

Sería como guardarle rencor al fuego por ser la esencia de su naturaleza el arder."

Shantideva Maestro Hindú del siglo VIII

Muchas veces puede que no sepa cómo hacerlo y quiera llorar. Está bien llorar, porque es lo más rico que se siente al liberarme, como dice mi querido maestro Jorge Santacana "lo que no explota, implota" refiriéndose a que debemos liberarnos de las emociones como llorar, gritar, enfadarse, reír, etc.

Me refiero no al tipo de drama que me hago como "víctima" de situaciones, esas actitudes que no me permiten ser yo misma.

De esta manera, aprovecho la oportunidad que me presenta la "SOL-EDAD" y que trae un paquete de bendiciones ocultas para revelar mí "ERA del SOL".

Coffee Shop

Era una forma de decirme que no fuera tan dramática.

Podemos luchar con las cosas más difíciles sin perder la entrega y la gracia.

"Lo que cuenta no es lo que te quitan, sino lo que haces con lo que queda". Coffee Shop, la película.

*"Los faros no están para llamar la atención hacia ellos
mismos, sino para brillar."*

Coffee Shop, The Movie.

Faro

En todo el tiempo de estar conmigo misma, tuve el privilegio de hacer algo que me gusta: ver películas. Y es que si me enfoco bien, en las películas hay mensajes ocultos que están esperando a ser descubiertos por mí.

Estas películas me han despertado para que analice con cuánta facilidad me pierdo en querer llamar la atención, de hecho, es una destreza que aprendí siendo una niña, ya que era la manera de que mamá y papá me dieran cuidado. Aunque ya soy adulto, mantengo la misma convicción de que hacer drama suele ser la mejor vía para solucionar muchas circunstancias en mi vida.

Evidentemente, esta ha sido una conducta aprendida y como bien disciplinada que soy, me ha resultado fácil desarrollar drama en mi vida, aun estando consciente de ello, olvidando cuanto he evolucionado hasta hoy, en el momento presente y de qué forma he influenciado a las demás personas.

A lo largo del camino me tocó madurar muy rápido para ventaja mía y me siento satisfecha con esto. Recuerdo que me encantaba llamar la atención a como diera lugar, estaba en mi ADN, una herramienta que nunca fallaba, pero a medida que he ido aprendiendo a escuchar, a soltar y darle importancia a lo que antes no la tenía, me he vuelto más simple, serena y coherente.

También es cierto que soy oradora aprendida; es un don que estaba bien guardado, que por alguna razón tenía miedo de expresar, de hecho, me daba cierto pavor hablar en público. Sin embargo, cuando estaba en mi círculo de seguridad era toda una parlanchina.

A medida que fui adentrándome en muchas áreas de la espiritualidad, psicología y herramientas para "controlar" la bestia interna, fui sintiendo la necesidad de compartir con otros esta nueva forma de ver la vida. Tenía complejo o lo tengo aun de predicadora; con cualquier persona que me encontraba y me daba la oportunidad de hablarle, lo hacía, muchas veces sentí que no me prestaban la atención o la importancia a todo aquel intelecto que les estaba compartiendo, sobre todo en el caso de mi familia, veía que no ponían en práctica mis sugerencias y peor aún, seguían comportándose igual.

Entendí, que cuando estoy preparada las personas y mensajes correctos llegan a mí solo cuando en el fondo de mí ser he abierto mi corazón para dejar aflorar todo mí amor. Entonces, antes de esto, nada de lo que diga, generará efecto alguno en los demás, inclusive en mis seres queridos.

"Controlar" es una forma de decirle a la vida, "yo sé cómo hacerlo mejor que tú". De cierto modo, es un poco arrogante de mi parte, ya que cuando yo intento controlar algo, es cuando más fuera de mi control se encuentra. Por consiguiente, ni siquiera conseguiré controlar la bestia interna que llevo, hasta que no me rinda en el proceso de la vida o a la situación. ¿Por qué? porque he experimentado que cuando intento controlar una situación o personas, tarde o temprano se sale de mis manos, ya que no depende de mí.

Lo que sí depende de mí es observar mi bestia interna, entenderla y domesticarla con amor, sintiendo su propio dolor, para que se transforme en lo que dentro de sí ya es, pureza y amor.

Esto lo he ido digiriendo lentamente.

Han pasado años, meses, días de contacto con tantos seres queridos que han estado en mi vida y que también yo he pasado por la vida de ellos, tengo la dicha de conocer a tantas personas desde que era niña, que me resulta imposible olvidarme de sus rostros y enseñanzas.

Ahora que estoy corriendo el maratón más importante de mi vida en esta tierra, han regresado todas esas personas. Es bonito y realmente maravilloso.

Personas a quienes había perdido por tonterías que ni recuerdo, que deje de contactar por la rutina del día a día. Simplemente, la vida es una constante evolución y a medida que avanzó en el viaje, muchos se montan en el tren de mi vida y otros se bajan, solo nuestra alma sabe de aquellos que sí deben permanecer en mí vida, por el propósito o los motivos que sean.

Creo firmemente que estoy en esta vida con misiones, al igual que como lo estoy en la vida de otras personas. Quienes llegan a mí mundo en cualquier momento, estarán solo por el tiempo que tardamos en hacer nuestro propósito juntos, yo en sus vidas y viceversa.

Por ello, la razón de alejarse o perder el contacto con una persona no es lo importante, lo que realmente importa es lo vivido, lo trascendido entre ambas almas. Luego cada una sigue su camino hacia la evolución propia.

En este momento que han regresado tantos de ellos, me han llenado de una satisfacción inmensa. Y con lágrimas en mis ojos, hoy reconozco que he sido un canal de Luz para todos, al igual como ellos lo han sido para mí. Quizás ellos tuvieron que verme atravesar por esta situación, para sentir infinita misericordia y expresarme su amor hacia mí, como lo agradecido que están conmigo por haberles tocado y cambiando la vida a través de mis palabras y cualidad peculiar de servirles de ejemplo.

Todos somos un canal perfecto de la creación divina, con dones únicos, con cualidades maravillosas que muchas veces escondemos y muchas otras desconocemos, pero están allí.

Descubre cuáles son las tuyas, cuáles son tus talentos, esos que se encuentran adheridos a tu alma y con los que vas a llenar de luz y hacer brillar a tu entorno.

Es creíble[4] como todas las personas que me han escrito, me han expresado el mismo sentimiento y concepto que tienen

---

[4] Cuando algo maravilloso sucede y decimos "es increíble", significa que parece mentira o es imposible o es muy difícil de creer; entonces, inconscientemente estamos contradiciendo o negando lo que ha pasado. Por esta razón, prefiero usar la palabra creíble y estar en sincronía con las maravillas que vienen a mí.

sobre mí, de diferentes maneras… pero el fin último es el mismo, he brillado, brillo y lo seguiré haciendo.

¿Cómo me siento?

Rebosante de alegría y dicha. Y ciertamente nacimos para brillar, para dar Luz, para expandir e iluminar los caminos, al igual que un faro, una bombilla o una vela. Su Luz es sublime, tierna y cálida, hacen su trabajo según su función o utilidad para otros, no reciben nada a cambio y lo mejor es que su Luz no disminuye.

"Tu aún no has entendido la cosa. No se trata de algo que te han quitado. Tú no has perdido nada, pero en cambio, si has ganado mucho."

Hannah D.

No te han Quitado Nada

Can- Ser

Para poder continuar, tuve que dejar atrás algunas conductas que eran innecesarias. Estas me sirvieron en algún momento de mi vida, pero con el pasar del tiempo se fueron convirtiendo en el malestar, que a pesar de no verlo desde ese punto de vista, eran perjudiciales. Es decir, yo actuaba por instinto, porque era la manera como me había funcionado. Luego, como todo ser humano, fui evolucionando, otras circunstancias y personas estaban en mi entorno y aunque podía reconocer que ya no encajaba con mí arcaica forma de pensar y actuar, era la única forma como sabía hacerlo.

¿Cómo hago para pensar distinto?

¿Cómo puedo reconocer mis patrones de conducta?

Como les cuento a muchas personas, me costó un seno comprender el verdadero deseo del alma, sublime. Muchas veces tengo que atravesar diferentes tipos de circunstancias difíciles en cualquier área para reaccionar, ponerme al volante y tomar el control de hacia dónde se dirige mi vida.

Podía aprender a soltar y a perdonar, porque quizás tenía la creencia de que con decir perdón o decir lo siento todo estaba bien, todo quedaba borrado, etapa pasada, superada. Pero no, algún recuerdo quedaba por allí, que al recordarlo me hacía sentir rabia, nostalgia, tristeza, alegría, inspiración, enojo, etc. Y traía a mi presente emociones del pasado que estaban allí, agitando, sintiéndolo en un específico órgano de mi cuerpo.

Empecé a pedirle al universo, a mí alma, que por favor me enseñara a perdonar, que yo quería saber cómo se sentía dejar ir y hubo un punto de quiebre donde todo empezó a pasar un domingo 17 de diciembre del 2017, recuerdo que la tarde anterior había encendido la quinta vela de Chanukah y la conciencia espiritual que debíamos trabajar ese día (el reto de la energía de ese día) era construir puentes, yo dije: "yo estoy bien" ¿Con quién debo construir puentes? había pedido cada noche anterior aprender a soltar, a dejar ir, a perdonar. El milagro ocurrió, no me pregunten de donde vino, pero sentí un deseo enorme de conversar con dos personas con quienes sentía que me habían hecho mucho daño físico y psicológico, le pedía a Dios que colocara en mi boca las palabras adecuadas para que el mensaje llegara e hiciera su trabajo.

Allí aprendí a:

- ✓ Soltar: ego, enojo, rencor, miedo, rabia, diferencias. También a dejar ir una parte del pasado que había estado en mi presente por mucho tiempo (emocionalmente hablando) y ser realmente mi alma. ¡Hermoso!
- ✓ Perdonar: saber que todos somos humanos y que todos en algún momento de nuestro camino hemos

actuado llevándonos por nuestros impulsos, sin embargo, siempre estamos en un constante deseo de cambiar para mejor.

He vivido etapas donde he tenido que dejar relaciones con amigos, novios, dejar mi familia, empleos, negocios, casas, hogares, países, y sé que es doloroso sentir nostalgia cuando nombro aquel lugar que me vio crecer, aquella relación que no funcionó, dejar de ir a mis lugares favoritos, la muerte de un ser querido. ¡Si duele!

Pero también es cierto que a cada instante mi cuerpo se regenera de acuerdo con el tiempo promedio que le corresponde al órgano, como las capas de la piel, el cabello, las pestañas, etc. De la misma manera, en mi mente debo ser capaz de regenerarme.

El trabajo que hace mi cuerpo tanto por fuera, como por dentro es mágico, es maravilloso y está sucediendo a cada instante, aunque sea inconsciente cada respiración que hago, está allí, pasándome dentro de mí misma.

Imaginemos por un momento ¿Qué pasaría en mi cuerpo si me resistiera a que la piel se regenere cada 28 días? O ¿Qué pasaría si abrazara fuertemente a mis heces para que el cuerpo no las expulse a través del ano? O ¿Qué pasaría si llorara a moco suelto cada vez que una pestaña se cae o cuando una célula muere?

¿Sería absurdo cierto?

La vida y el cuerpo, es un proceso natural de nacimientos y muertes, que ocurre dentro de mí sin darme cuenta.

¿Por qué me cuesta tanto dejar ir el pasado y lo que ya no está en mí vida? ¿Por qué me resigno al pasado, a seguir actuando de manera robótica, a hacerme daño a mí misma y a los demás?

El verdadero milagro no es el hecho de haber dicho: "ok, es hora de hacerlo, vamos". Y lo hice.

Revelo grandes milagros después de haber salido de mí misma para ser mi alma.

Recuerdo las palabras de mi maestra el 17 de diciembre del 2017, dos días antes de que despertara con otra manera de sentir, ella me preguntó:

Hannah: ¿Cómo te sientes?

Yo: bien, pero he sentido mucho dolor al verme la cicatriz de la mastectomía.

Hannah: entiendo que no debe ser nada fácil, sin embargo, creo que tú aún no has comprendido la situación, no te han quitado nada, te han dado muchísimo.

Hannah: no sientas que te falta algo, que te quitaron algo, porque primeramente te dieron otra vida, un cambio maravilloso de ti misma, una mujer más femenina.

¡Wow! Entendí.

¿Cuántas veces he sentido que me quitan? Justificándome y culpando a otros de ese vacío que puedo estar sintiendo.

Jamás la creación me va a quitar algo, muchas veces la ceguera me impide ver lo que está frente a mí "the big picture" y lamentablemente al no tener la capacidad para verlo, arrastro como una bola de nieve a otros tantos, ignorante de mí película de terror y drama que suelo hacer en mi cabeza.

Cuando alcance la paz interna en mi mente, habrá entonces paz en el mundo, allá afuera.

Mientras tanto, yo debo hacer ese trabajo, para conseguir esa paz en mi interior, en mi mente. Puede que sea un trabajo que requiera constancia y paciencia, pero trae sus frutos dulces y nutritivos. Puede que lo vea arduo, porque me cuesta cambiar y dejar ir la "seguridad" que me hace sentir ser arrogante, egoísta, chismosa, criticona, amargada, rencorosa; o lo vea largo porque es para toda la vida. Con tan solo una dosis diaria, empezando por perdonar-me a mí misma, por dejar de culpar-me, dejar de sentirme menos ante el mundo.

Empiezo a pedir, ¿Cómo puedo ver más? en esas áreas que muchas veces siento que algo anda mal o muchas otras creo que lo estoy haciendo bien, pero en el fondo no es real.

Pido que se me revele aquello que debo ver por amor a mí misma y por el resto de mi entorno, aspectos que me están desgastando internamente.

Pido al universo, al creador, a mis ángeles, a mí alma, aquello que internamente deseo transformar y ocurre.

5 de enero del 2018

Un día pensé en una solución fácil y creíble fuera de mi alcance de la fisicalidad, pero sabiendo que en el mundo energético no existe el tiempo y el espacio, cerré mis ojos y hablé con mi alma, le dije:

"Quisiera cerrar mis ojos y al abrirlo ver que todo fue un sueño y que tengo mis senos en perfecto estado, en su lugar correcto."

¿Qué pasaría si cierro mis ojos y vuelvo al pasado antes de que detonara el Cáncer?

¿Me concederías el privilegio de abrir mis ojos y sentir alivio después de ver que en mi pecho aun esta mi seno?

Suspiré y abrí mis ojos. ¡Oh!

Para mi sorpresa, empecé a sacar de debajo de la tierra un sentimiento extraño, era como nostalgia y algarabía a la vez. Puedo reconocer una enorme felicidad y tranquilidad dentro de mí, esto se debe porque estoy viendo todos los cambios que he hecho en mi vida.

Entonces la sensación es una especie de:

Los senos sin transformación.

Los senos sin consciencia.

Los senos sin amor propio.

Los senos sin plenitud.

O

Estar renovada.

Tener un alma nueva.

Conocer el propósito de mi vida y dedicarme a ello.

Estar llena de amor y compartirlo.

Ser feliz y sentirlo.

Estar libre de carga.

Como lo hablé con mi maestra Hannah: "suena como una locura, pero ahora me siento mejor desde adentro, completamente plena y completa, aún cuando físicamente deba pedirle perdón a mi cuerpo por el precio que tuvo que pagar".

Ella me respondió:

> *"Sarah, muchas veces debemos tener una gran pérdida para alcanzar algo grande, el Rav decía "tras grandes ganancias, hay grandes pérdidas" es maravilloso vaciarnos para poder recibir en grande, paradójicamente." Hannah D.*

Opino que es realmente cierto. ¿Qué sería de mí, sin todo este proceso que me ha llevado a convertirme en otra persona completamente distinta? Aunque me costó un seno transformar mi esencia, sé que a nivel energético lo que realmente importa es la esencia del alma.

Mi alma necesitaba, gritaba desde años atrás que debía apreciar quien soy y finalmente tuvo que ser de esta forma, mediante un sacrificio.

Dicen: "perdiendo también se gana". Pero lo que quiere decir este refrán es: "todo es ganancia".

Por eso Hannah me recalcaba: "no has perdido nada, has ganado mucho".

Y digo, es realmente sorprendente ver atrás y decir: "valió la pena, pero pasó y lo creo. Algo me ha esculpido, me ha dado la oportunidad que sea mi alma quien se exprese a través de mi cuerpo."

Y aunque parece una locura, yo me siento más completa sin el seno que cuando lo tenía. Esto se debe a que la completud es un estado interno, un sentir que proviene de mí Ser, por ello confirmo por mis propios sentimientos que nada del mundo físico fuera de mí, incluyendo mi propio cuerpo me había llenado de tanta alegría como mi alma, como se siente el estar conmigo misma.

Reboso de felicidad, disfrutando de lo simple, de la naturaleza y de la esencia de los demás; la naturaleza obra de manera silenciosa y perfecta, mostrándome su majestuosidad en colores y olores deliciosos. De la misma manera, siento que puedo hacerlo yo, mientras más silencio haya en mí, más maravillosa soy y más maravillas veo afuera.

Todos estamos de alguna manera interrelacionados, solo que en campos diferentes.

Puedo ver allá. Puedo ver cómo el universo danza al compás y sigiloso, operando en sintonía para todos los que habitamos dentro de él.

Por esta razón, Deepak Chopra repite hasta el cansancio "the universe is in me" "el universo está en mí".

Yo soy el universo, operando en silencio, en paz, pero al mismo tiempo en movimiento, haciendo grandes hazañas. Ahora estoy a mitad o más de la mitad de este proceso y sin embargo, puedo decir: "gracias, gracias, gracias, gracias. Padre, madre, Luz del Creador, universo majestuoso, divinidad, alma".

Porque estoy viendo lo que meses atrás me dijo mi guía y amada Gael: "cuando termines tu proceso, vas a amar el Cáncer, porque te vas a convertir en otra persona".

Y puedo afirmar que realmente es así, cuánto dolor me ha llevado a tanta alegría.

He sido sometido a la más fuerte presión para ver el radiante diamante que soy.

Brillante, lleno de Luz para compartir con todos.

Gracias, Gracias, Gracias.

"Mi consciencia define lo que voy a manifestar."

Devorah O.

Hacerlo Distinto

A comienzos del nuevo año 2018, recibí dos noticias que me dejaron una interrogante y una satisfacción. Habían fallecido de Cáncer dos seres queridos, uno de ellos por quien meditaba y traté de apoyar en la medida de mi alcance.

Ahora bien, hablemos de la interrogante ¿Qué hice distinto a ellos para sanar-me?

Si hago un repaso en mi memoria, es creíble y posible como empecé a abrirme a las posibilidades de un nuevo mundo, siempre desde un nivel de conciencia del saber y no desde el miedo. Empecé a probar herramientas nuevas, alimentos nuevos, tales como los que están a continuación:

- Constelación Familiar.
- Terapia con imán para remover emociones atrapadas llamado Código de la Emoción.
- Tapping, una especie de acupuntura con las yemas de los dedos.
- Meditaciones guiadas.

- Páginas matutinas, escribir cada mañana al despertar.
- Cambiar la alimentación.
- Tomar jugos verdes.
- Leer diferentes libros, de diferentes corrientes.
- Meditaciones Kabbalistas.
- Meditación del Ho´oponopono.
- Terapia y reprogramación enseñada por Louise Hay.
- Meditación Energética.
- Desintoxicar el cuerpo.
- Cambiar hábitos.
- Ver películas, documentales, conferencias.
- Tomar clases.
- Mantener silencio cuando debía.
- Hablar en el momento indicado.
- Escuchar.

A decir verdad, probé diferentes prácticas y me dediqué a estudiarlas previamente antes de aplicarlas en mí, para saber si eran las adecuadas de acuerdo con lo que yo necesitaba. Recuerdo a Gael decirme "hay que entrarle por todos lados" haciendo referencia a que el ser humano forma parte de un todo, que engloba el trabajo físico con los médicos, el trabajo mental y psicológico con terapias y el trabajo del alma con la práctica de la medicina energética.

En fin, fueron muchas las personas que trajeron a mi vida la información que yo iba necesitando en cada proceso, como alimentos que ayudaban a subir mis glóbulos blancos, otros para eliminar las células cancerígenas, las técnicas para remover emociones negativas, etc.

Tomé té de hojas secas del árbol de guayaba, guanábana y de unas ramas llamada malagueta que ni siquiera conocía.

Tomé jugos de cúrcuma, de remolacha, de pimentón con guayaba (aunque está es para elevar los glóbulos rojos). Mi dieta estaba basada en vegetales, empecé a eliminar ciertos alimentos que no me estaban aportando los nutrientes que necesitaba y buscamos los sustitutos. Por otra parte, las películas y libros siempre traían consigo un mensaje oculto que lograba descifrar.

Sin percatarme, hice mucho en menos de un año. Cuando me di cuenta, era otra persona en todos los sentidos y el tiempo transcurrió de forma muy rápida para mí.

Sin embargo, vuelvo a la pregunta ¿Qué hice diferente a mis seres queridos o a muchas otras personas?

Según mí criterio pueden ser dos cosas:

1. Ellos lograron hacer su trabajo, un despertar de la consciencia, dentro de su proceso o desafío que les permitió encontrarse consigo mismos o no lo hicieron y como consecuencia, bien sea de la primera o de la segunda, el alma tuvo que partir.

2. Yo logré encontrar la llave que abre el portal hacia la consciencia universal para acceder a la información.

Logré descifrar el código que me permitió al igual que Moshe, cruzar mi propio mar rojo.

Pude comunicarme con los maestros y escuchar los mensajes.

Me puse a trabajar a favor de lo que vino hacer mi alma y no lo que yo he querido hacer.

Esto me mudó a otra persona completamente diferente y empecé a dejar que mi alma se expresara para reconocer que:

- Soy un alma con experiencias humanas y no como había hecho en el pasado, que era una humana con experiencias del alma.

- Comencé a darle valor, reconocimiento, respeto y apreciación a todos los eventos "extraños" que sentí y experimenté desde niña, que en esa época me asustaban, pero ahora con los conocimientos adquiridos, sé que solo han sido maestros guiándome por el sendero.

- Me entregué a mi alma y dejé que ella fuera quien me guiara.

Para mí el secreto se encuentra en: rendirse.

Rendirse completamente al alma y soltar el control del ego. Como cuando lanzo un barco de papel en un riachuelo y él se deja llevar por la corriente río abajo.

"Eso en lo que tanto pienso, es donde estoy invirtiendo mi energía."

Sarah Rojas

Abrirse a las Posibilidades

Y yo empecé a cambiar los NO que eran SI; entonces, empecé a hacerme consciente de los milagros y mi vida empezó a experimentar.

Abrirme a las posibilidades y al abanico de opciones es saber que todo engloba la misma esencia en sí, aunque se usen prácticas diferentes. Se trata de honrar y bendecir cada herramienta que Dios dispuso para el hombre por diferentes vías, en lenguajes diversos, pero sin embargo, todas conducen a la magnificencia, a la plenitud, a la completud.

Que tonto es pensar que existe un solo canal para lograr una conexión con nuestra guía divida o con nuestro mundo infinito.

Yo Dije SÍ

Si voy a aprender esta nueva técnica usada por la legendaria tierra hindú.

Si voy a practicar encontrarme con mi yo puro, con la increíble sanación usada por los antepasados de Hawái.

Si voy a implementar en mi cuerpo la sanación a través de mis puntos energéticos, como ha funcionado para los asiáticos.

Si quiero saber cómo funcionan los imanes y cómo puedo eliminar las cargas energéticas negativas que he traído a mi vida.

Si voy a incorporar a mis hábitos los poderosos secretos de la Kabbalah que han transformado por completo el rumbo de la vida de muchas personas.

Si voy a confiar en la ciencia y en la constante iluminación que tienen las personas que trabajan asiduamente en todos los avances médicos y tecnológicos que traen a la humanidad.

Y de esta manera, entre sí y sí, aprendí, sentí y logré sanar mi Ser, que tanta falta le hacía.

El Secreto está en Cambiar

Cambiar mi forma de pensar que ya no es útil.

Cambiar mi obsoleta manera de ver la vida.

Saber que todos somos uno y que uno somos todos.

Por esta razón, cuando empecé a contarles a mis seres queridos que estaba atravesando por este proceso, les pedía que si iban a orar por mí, lo hicieran desde sus propias creencias, pero siempre hablando en momento presente, práctica que aprendí de mi querida Louise Hay unos cuantos años atrás:

✓ Yo estoy sana.

✓ Disfruto de un cuerpo saludable.

✓ Las células de mi cuerpo están en equilibrio.

✓ Soy fuerte.

✓ Tengo fortaleza para afrontar cualquier desafío.

Mi cuerpo fluye en armonía.

1.   El poder de las palabras.

2.   El poder del momento presente.

Cuando pedimos en el futuro, me mantengo en un constante deseo y no doy por hecho que cumplido todo está.

Si hoy pido: por favor, Dios quiero que cures a esta persona y mañana pido lo mismo, estoy en deseo, en futuro.

Que diferente es hablar y decretar siempre en el momento de hoy, presente: la persona está sana, gracias, Dios.

Otra práctica a la cual me resistía fue la del silencio, saber guardar y proteger mí energía.

Hoy en día se encuentran muchas evidencias al alcance de todos que demuestran que podemos interferir de forma positiva y negativa en la vida de las demás personas, y que también, los pensamientos de las demás personas pueden interferir en nuestra vida. Puedes buscar en internet y leer el código de la emoción del Dr. Nelson Bradley.

Por eso es sumamente importante mantener prudencialmente en silencio y por un determinado tiempo información íntima, como por ejemplo, resultados médicos, un embarazo, una enfermedad o simplemente la firma de un contrato. Todo aquello que va a marcar un antes y un después en mi vida. Ya que antes de que algo se manifieste físicamente, se encuentra vulnerable a cambios.

Lo anterior ya lo había leído años atrás por diferentes vías, sin embargo, hubo una persona que me hizo hincapié y me lo recordaba siempre.

Así fue como comprendí que por lo general, algunas personas (no todas) asocian el Cáncer con la muerte e intentar difundir una noticia como está, cuando me encontraba vulnerable, estando en otro país, era incrementar una vibración externa hacia a mí que no quería, tales como: sentimientos de tristeza, comparar mi situación con la de la tía de la abuela del vecino, sentir pena por no poder ayudarme, culparse por aquello que me hicieron o nunca me hicieron y hasta pensar que Has v'shalom (Dios no lo permita) me iba a morir. Pero la más importante era que fueran a relacionar el Cáncer con la muerte.

Y les puedo decir: no funciona así.

Funciona Diferente

Aprender a mantener en secreto mis más íntimos procesos hasta que llegue el momento oportuno de revelarlo (si es que hay que hacerlo), puede resultar una tarea difícil.

Yo necesitaba sentimientos de alegría, de fortaleza de vida, muy distinto a las emociones que conllevan una noticia de esa envergadura.

Por otra parte, yo precisaba entrar en mí, enfocarme en sentir cada parte de mí proceso, empezar a comprenderlo y realizar todos los ajustes necesarios. No quería invertir mi tiempo en explicar a cada persona por separado, que bien sea desde el amor, la curiosidad o la morbosidad quería saber qué estaba pasando conmigo. Muchas veces tenemos personas genuinas que querrán saber de nuestro avance, pero cuidado con los morbosos que solo quieren ver que tanto ha afectado la enfermedad o la situación para luego convertirse en un eco. Por uno o por otro, es preferible guardar el secreto y quien mejor que yo misma para mantener mi propia energía.

Gracias a mi querida Josie por recordarme a través de historias, por qué debía guardar silencio.

La Transcendencia de un Nombre

Otro si, fue el cambio de mi nombre. Se sabe que cada persona tiene contenida una chispa divina de Dios. Por ello es importante hablar con ella, pedirle, agradecerle, ya que todas las respuestas se encuentran dentro de mí.

Cuando mi maestra me propuso cambiarme el nombre, primero me preguntó si sabía el significado de ello, ya que los nombres representan nuestra identidad y por lo tanto, tienen un significado profundo, más allá de tener un nombre para diferenciarnos de otros.

Para los Kabbalistas este proceso no se trata de un ritual o práctica, más bien es un encuentro con nuestra alma. No es casualidad que el nombre que recibimos al nacer, dependiendo de la razón por la cual lo hayan escogido nuestros padres, puedan ser proféticos, ya que nuestro nombre captura nuestra esencia y es la llave de nuestra alma. El nombre que a mi madre le gustó para mí fue Charol (que por cierto después de hablar con mi madre, ella no sabe porque decidió colocarme ese nombre). Aunque también he aprendido que el alma es quien escoge el nombre y orienta a los padres para que lo plasmen.

Pero ¿A qué se debe esto?

La palabra "alma" en hebreo es "Nechama". La parte central de esa palabra (en hebreo), es decir las letras del medio (en hebreo) son Shin y Mem, que forman la palabra Shem, que significa "nombre". Por lo tanto, mi nombre es la llave para conocer a mi alma y al mismo tiempo, el valor numérico para la palabra en hebreo Shem (nombre), es el mismo para la palabra en hebreo "libro" Sefer, que es 340.

Los nombres son un libro, mi vida es un libro. Yo estoy creando las páginas de mi propio libro y cada uno está contando su propia historia de acuerdo con su potencial espiritual y de acuerdo con su propósito de la vida.

Así pues, digamos que Sarah es el nombre de mi alma.

Cuando las personas empiezan a llamarme por este nombre "Sarah", todas las películas de mi vida empiezan a cambiar de forma significativa, ya que un nombre es responsable por las diferencias que existen entre todas las cosas creadas en este universo y contienen un legado, es decir, un nombre contiene la energía más poderosa, ya que son lo que son, por el nombre que reciben.

Somos recordados por nuestro legado, por la historia que hemos contado en nuestro libro, por las vivencias que hemos hecho sentir a la humanidad. Por lo tanto, es mi responsabilidad dejar bien en alto en todos los sentidos, el poder de mi nombre.

Alguien muy querido me escribió sobre mi cambio de nombre, con la creencia que lo había hecho por un acto religioso. Siendo esta persona muy religiosa le recordé que hay muchos secretos contenidos en los libros, uno de ellos la biblia "Según su nombre, así es él" (Samuel I,25:25) y que narra muy bien el cambio de nombres como el caso de Abram, que cuando llegó a la comprensión del monoteísmo su nombre tuvo que ser cambiado por Abraham "Tu nombre no será más Abram, sino que desde ahora serás llamado Abraham, porque yo te haré padre de multitud de naciones" (Génesis 17:5).

Como explica el Rav Benjamín Blech, "cuando Yaakov, cuyo nombre provenía de la raíz de la palabra hebrea Ekev "tobillo"-que era tan perfectamente adecuado para alguien cuyo acercamiento a los problemas de la vida fue siempre "salir huyendo"- se dio cuenta que tenía que pelear en vez de volar. El ángel le informó: "Ya no será tu nombre Yaakov, sino Israel, porque has luchado con Dios y con los hombres, y has prevalecido" (Génesis 32:29). Un cambio drástico de estilo de vida trae consigo una nueva descripción personal".

Estas historias puede que no sean literales, ya que generalmente requieren de una decodificación (entendimiento profundo) sobre lo que quiere decir, también son escritos que datan de muchos años de antigüedad.

Los Kabbalistas y judíos utilizan esta herramienta cuando una persona se encuentra críticamente mal de salud, ya que como lo decía el Rav Blech arriba, un cambio en el nombre altera el decreto divino.

El Rav Blech también comenta "que un nombre es el indicador del verdadero potencial y predice el posible destino de quien lo lleva. Es por lo que después del desastre que dejó la tormenta Sandy en la costa este de los Estados Unidos, incluyendo muertes a finales del 2012, su nombre fue quitado de la lista de posibles nombres para las tormentas. Si las tormentas no causan daños trágicos, sus nombres son reciclados, para usarlo nuevamente cada seis años aproximadamente, ya que los científicos no quieren tomar el riesgo de que otra tormenta con el mismo nombre cause daños similares".

Vuelvo y repito, debemos vaciarnos para poder llenarnos nuevamente. Esta es una práctica constante.

Recuerdo claramente cuando mi compañero de trabajo Williams Z. buscó el significado de mi nombre en el internet y encontró la agradable oración:

Charol= "La que vino a dar brillo a las cosas". Que hermoso, de hecho, hizo un comentario diciéndome: "debes escribir un libro sobre ti".

¡Wao! Mi madre (su alma) y yo (mi alma) estamos conectadas desde vidas pasadas, y sabíamos que yo tendría como misión en esta vida ser un farol que iluminaría a todos, al igual que lo hacen los faros para los capitanes de las embarcaciones.

"Es un mensaje de Dios directamente a los encargados de elegir nuestros nombres, para ayudarnos de esta manera, a definir nuestra misión en la tierra." Rav Benjamín Blech

Van a preguntar, ¿Entonces, por qué te cambiaste el nombre? Principalmente, porque estaba atravesando por un momento crítico de salud, y ahora sé que las enfermedades (en cualquier área de mi vida) son puntos de quiebre, bien sea misericordia divina de Dios o una segunda oportunidad para hacer lo que vine hacer en esta vida, mi misión.

Perdonar-me

Otro si, fue el perdón.

Nos enseñan desde niños a pedir perdón cada vez que hacemos daño o hemos cometido un error, eso lo hace nuestro núcleo familiar o no los inculcan en la escuela como parte de una serie de valores que nos hacen tener una mejor conciencia desde que somos niños.

Sin embargo, lo que NO nos enseñan, es que cuando hacemos daño y pedimos perdón no volvemos lo dañado a su estado original, es por lo que vamos por la vida haciendo daño porque con un perdón todo queda "arreglado".

¡Y no es así como funciona!

Pedir perdón ≠ Pedir disculpas

Nada enmienda el daño causado. Mi experiencia de vida así me lo ha demostrado. Sin embargo, el proceso con el Cáncer me enseñó a sentir en cuerpo y alma el significado de la palabra perdón.

Cuando me dieron los resultados de la biopsia, finalmente supe lo que se estaba desencadenando en mi seno izquierdo.

Los senos son la fuente a través del cual la madre provee de sustento al hijo. Emocionalmente, hay varios factores que influyen en la alteración de las células y que energéticamente se localizan en los senos, como por ejemplo: ser capaz de sustentar un hogar y todo lo relacionado con el hogar; ser capaz de cuidarse, mantenerse y brindarse a sí mismo las condiciones óptimas para vivir; está relacionado con la forma como interactuamos con nuestros hijos, así como también con nuestros padres (seno derecho papá, seno izquierdo mamá); está relacionado con nuestra pareja y finalmente, está relacionado con la percepción que yo tengo sobre mí misma como mujer, si soy deseada, si me veo atractiva, si mis senos son bonitos, si luzco femenina.

Empecé a descartar:

- Yo aún no tengo hijos

- Desde niña he sido muy delgada y haber nacido en un país donde mientras más curvas tiene una mujer más bonita y deseada es, hizo que fuera acosada constantemente por ser tan flaca. Me decían espagueti, grillo, nadadora (nada por delante nada por detrás), Rocinante (el burro de Don Quijote de la mancha en la Ilíada), etc. Aunque siempre me he sentido deseada, quizás no según el prototipo de "atractivo común de la mujer voluptuosa en Venezuela", a medida que mi cuerpo fue creciendo, fue tomando su propia forma, sin embargo, psicológicamente mi subconsciente me seguía diciendo que algo me faltaba, motivo que me llevó a colocarme implantes cuando tenía veinticinco años, siendo la última de todas mis amigas en hacerlo. Entonces por aquí tampoco va la cosa, digamos que este punto está superado.

- Está relacionado con la madre. Yo sabía que tenía que sanar y perdonar a mi madre.

Primero, porque fue mi alma quien eligió a su alma como madre y segundo porque ella hizo exactamente lo que le correspondía hacer, de acuerdo con sus conocimientos y capacidades para criarnos a mí y a mis hermanos.

Para mi madre de alma bendita, darnos amor se traducía en que no faltara nada en la casa, en nuestra educación y en nuestra vestimenta; una mujer tan decidida que hasta el día de hoy lo hace. Ella es un ser maravilloso que me dio todo contenido en una sola persona; sin embargo, desde niña quería su atención, siempre sentía que yo no le importaba.

Entonces, previamente a las terapias sanadoras que hice, aquellas que me trasladaron a mí infancia a recordar todas las vivencias dolorosas relacionadas con mi madre y hermana mayor, me llevaron a sentir en carne propia el dolor de mi madre.

Como hablé al inicio del libro, siendo menor de diez años, quería que ella me abrazara y me dijera cuanto me amaba, que jugara conmigo, que me llevara de paseo, que hiciera conmigo las tareas de la escuela, que fuera a mis presentaciones (esas que me decía: no te metas porque no hay dinero, pero yo siempre terminaba haciendo), en fin.

Crecí con la idea de que ella no me quería, que quería más a mi hermana mayor que a mí (para mi sorpresa, estando en mi proceso hable con mi hermana mayor sobre este tema y ella sentía lo mismo pero al revés), de hecho, yo siempre decía que me quería ir de mi casa y hablaba con mis tías para irme a vivir a sus casas (siendo una niña), siempre lloraba por todo y me golpeaba a mí misma, sintiéndome culpable por no tener tantas cosas que quería.

Después de una larga conversación con mi maestra, entendí que mi madre tuvo que sacarnos adelante sola, siendo ama de casa, sin saber oficios profesionales, ya que siempre se dedicó al hogar. Empezó desde cero tras la separación con mi padre y trabajaba en un comedor industrial. Esto es lo que pude ver, quizás un porciento de su propia historia, porque ella supo guardar bien su vida como mujer, para sacarnos adelante. Creo que es el común denominador de la mayoría de los adultos, solo trasmiten a sus hijos una realidad que muchas veces no es la real, con la finalidad de que los hijos no sufran.

Yo me levantaba para ir a la escuela a los seis años (mi hermana tenía nueve años) y nuestra mamá estaba a punto de irse al trabajo o muchas veces ya se había ido.

1% de lo que yo veía:

6:00am mi mamá ya no estaba en casa, no me ayudó a vestirme, a peinarme bonita, no se sentó a desayunar con nosotras.

99% de lo que yo no veía:

4:00am ella se levantaba dos horas antes para dejarnos listo el desayuno, la merienda, el almuerzo y el uniforme planchado.

1% de lo que yo veía:

6:00pm mi mamá llegaba del trabajo nos regañaba si algo no estaba en su lugar, si no habíamos comido lo que dejó para nosotras, si no nos habíamos bañado, si estábamos viendo tv, si no habíamos ordenado nuestra habitación.

Ella hacía la cena, lavaba a manos la ropa que había dejado remojando desde la mañana, limpiaba la casa.

8:00pm yo me dormía

Desconozco completamente hasta que hora ella se iba a la cama a descansar, haciendo tantas cosas en el hogar.

Solo imaginarme trabajar en la cocina de un comedor industrial me quitan las ganas de cocinar al llegar a mi casa. Nos contaba que pelaba sacos de verdura, picaba sacos de vegetales y no quiero seguir escribiendo cosas que supongo, porque sé que solo tengo conocimiento de un porcentaje muy bajo de lo que realmente le tocó vivir.

Ella con un solo par de zapatos, poca ropa, buscando los precios más económicos del mercado a la hora de comprar la comida, asumió por completo el rol como madre y jefe de la casa, olvidándose de sí misma.

Mi maestra me enfatizó que "ella hizo todo lo que estuvo a su alcance para llevar el sustento a la casa, tú querías que ella jugara contigo y que hiciera esto y aquello cuando eras una niña, querías su atención, pero ella debía tomar decisiones de adulto para poder sacarlas adelante".

> *"Ahora no eres una niña, eres un adulto y debes comprenderlo desde esta perspectiva." Hannah D.*

Escribo y es inevitable llorar. Mi madre de alma bendita se ha dedicado por completo a nosotros sus hijos, padres, hermanos y amigos (porque es dadora por naturaleza).

Cuánto tuvo que atravesar mi madre sola en medio de su propio proceso, porque no recuerdo que tuviera amigas, hasta que se volvió a casar siete años después de la separación con mi padre.

Generalmente, solo veo lo que me conviene ver y no la película completa.

Ella tuvo que comenzar sola, como muchos lo hemos hecho y su forma de hacerlo fue la mejor versión de cómo podía hacerlo.

Que mi madre tuviera carácter fuerte y muchas veces fue inclemente con nuestra crianza, no me hace más que ella para juzgarla, al contrario, no quisiera estar en sus zapatos. Ahora comprendo que ella es exactamente lo que yo necesitaba para que detonara en mi interior los botones, que solo yo conozco y que debo sanar.

Por otra parte, yo tengo el mérito de estar viviendo en un siglo donde gracias a la tecnología han salido a la luz muchas herramientas de sanación, donde se ha comprobado el poder de los pensamientos, de las emociones y de las palabras que decimos y sentimos, información que hoy es fácil de obtener, pero que en los tiempos de mi madre y mi abuela no estaba al alcance de todos.

Como decía Louise Hay:

> *"Si a mi madre nadie le enseñó a amarse a sí misma, ella no podía hacerlo. Solo damos lo que tenemos y sabemos dar."*

Y para qué contarles la crianza de mi madre si hace sesenta años atrás las cosas eran más difíciles y muchos de nuestros antepasados se saltaron la etapa de la niñez de forma obligada. Las personas vivían de acuerdo con la inteligencia del cuerpo (satisfacer las necesidades básicas). Con mi madre, en total mi abuela tuvo diez hijos, de los cuales los mayores debían hacerse responsables de los menores, limpiar la casa, hacer la comida en fogón, caminar hasta el río para lavar la ropa, los alimentos se procesaban en la casa, no había juguetes, no había luz, no había sistema de aguas blancas y negras, etc.

Ahora volviendo al SI del perdón.

Sabía que debía sanar algo con mi madre y cuando caigo en conciencia de todo esto, queda claro que no era perdonarla, no a ella.

Era perdonarme a mí misma, a mis emociones de odio, de rencor, de rabia, de frustración y de culpa que albergué por tantos años. Por no ver el cuadro completo, sino solo lo que la mente me decía.

Perdonarme, no solo con mi madre, sino también con mi padre, con mis hermanos, amigos, etc.

Entendí

Perdonar no se trata sobre pedir perdón.

Perdonar, es una oportunidad que se me ha dado para sentir amor incondicional a través de la misericordia. Poder ponerme en los zapatos del otro y saber que si yo fuera ellos, hubiera actuado exactamente igual o hasta peor, aunque sé que nunca podré ser ellos.

Es un pacto que hemos acordado en los mundos superiores las almas, antes de bajar a la tierra, como parte un plan divino que nos lleva a experimentar las diferentes emociones y buscar el opuesto positivo que me conlleva a sanar-me.

Por consiguiente, el término de personas malas o buenas no existe. Donde hay maldad, simplemente hay falta de amor y donde hay falta de amor, existe un potencial para transformar el odio en amor, para llenar un vacío.

Perdonar es reconocer que cada uno hace dentro de sus posibilidades, conocimientos y experiencias, lo que es mejor, según su nivel de crianza. Pero también, es saber que cada persona juega un papel de mensajero en mi vida, sobre todo cuando reconozco las emociones que me detonan y me hacen sentir "mal", cuando alguien me presiona el botón. Allí está la oportunidad de oro, transformar esa emoción que me hace sentir "mal" en una experiencia buena, porque sé que esa persona me está mostrando algo que existe dentro de mí sin siquiera darse cuenta, ya que él o ella no siente dentro de mí. Cuando logro darme cuenta, entonces me perdono.

Si mi abuela y todos mis ancestros hubieran tenido unos parientes amorosos, dulces y felices, es lo que sin duda alguna iba a transcender en toda su descendencia incluyendo a mi madre y a mí; por consiguiente, en mi propia descendencia.

El punto está en que el propósito de mi madre en mí era presionar el botón que me detonaba ciertas emociones en mi interior y que ella desconocía completamente, ya que yo soy la única que siente dentro de mí. Mi madre de alma bendita ha sido un verdadero canal que me condujo en los primeros años de vida hacia mi verdadera transformación, que hasta el día de hoy sigo haciendo y que haré hasta que decida partir de esta vida. Es decir, sin justificar el dolor que me hizo sentir mi madre, estoy reconociendo que aunque suene paradójico, ella hizo lo que tenía que hacer, punto.

Mi familia por ambas partes (madre y padre), provienen de Europa (Alemania e Italia) y ya sabemos por historia general, lo cruel que fueron en esos países años atrás, sin pensar en el hecho de que ellos tuvieron que dejar sus tierras en busca de mejores oportunidades. Irónicamente, la descendencia de ellos, o sea nosotros hemos hecho lo mismo, salir de Venezuela huyendo del caos. Por lo tanto, existe una herencia emocionalmente hablando que ha pasado de generación en generación y que ha determinado el carácter, el ritmo de vida y hasta la toma de decisiones que cada integrante de la familia ha tomado a lo largo de la historia. Esto implica el nivel de cómo nos relacionamos, el potencial que desarrollamos, la capacidad para administrar el dinero y lo que consideramos que es el disfrute de la vida.

Por esta razón, es importante conocer un poco sobre mi familia, mis ancestros, tanto las buenas como las malas situaciones que hayan acompañado en el tránsito de su vida, la forma como fue el parto cuando nacimos, etc. Porque esta información puede hacerme consciente y al mismo tiempo vulnerable, al momento de conseguir las respuestas que busco al sanarme a mí misma. Entonces, tengo el poder para sanar una tendencia familiar que ha pasado de generación en generación y liberarla energéticamente hablando, que físicamente ha sido el talón de Aquiles.

Cuando desde el corazón, siendo sincera, me calzo la vida de otros que "me han hecho daño" y siento su propio dolor al saber por lo que han pasado, libero una doble carga, la mía y la de ellos.

Suelto, libero… pero siempre desde mí misma.

¿Cómo lo hice? Y ¿Cómo lo sigo haciendo?

Ahora que me hice consciente, la inspiración divina me ha usado como un canal para traer al mundo una fácil meditación que me permite buscar, saber y limpiarme.

Me planteé un ejercicio que solía hacer a cada instante, aunque solía hacerlo inconscientemente. Revivía historias dolorosas, viviendo en el pasado o trayendo el pasado al presente.

Este ejercicio permite responderme ¿Qué vienen a mostrarme los mensajeros?, esos que aprietan el botón.

Cuando vivo una experiencia con una persona que me hace sentir emociones negativas y que constantemente estoy pensando en esa situación, es decir, mi energía está enfocada en esa persona y en lo que paso, procuro escribirlo para posteriormente hacer el ejercicio. Es importante esperar a estar serena, buscar un momento y lugar donde sienta tranquilidad, donde haya silencio y este a solas para:

Buscar, saber y limpiarme:

1. Cierro mis ojos e imagino esa situación que me molesta.

2. Revivo la situación en mi mente, lo que pasó, e imagino la cara de la persona.

3. Observo ¿Qué emociones siento? frustración, humillación, rabia, odio, enojo, impotencia, celos, traición, descontento, envidia, falta de atención, dolor, llanto y finalmente, venganza.

4. Empiezo a imaginarme ¿Qué hubiera pasado sí? Hago una novela de ese recuerdo y creo escenarios de otras posibles actitudes que debí haber tomado.

5. Ahora es momento de empezar a sentir mi cuerpo: mi estómago, mi cabeza, mi garganta, mis intestinos, mi piel, las palpitaciones de mi corazón, etc.

6. Mi cuerpo empieza a segregar químicos que se traducen en: ardor en el estómago, un nudo en la garganta, dolor de cabeza o la cabeza caliente, ganas de ir al baño, la piel erizada, las válvulas están trabajando a todo corazón.

7. Me hago consciente de que estoy experimentando un viaje al pasado. Aunque esa situación ya pasó y está en el pasado físicamente hablando, mis emociones están aquí, en el presente y mi cuerpo me lo está demostrando.

8. Literalmente comencé una guerra dentro de mi propio cuerpo y todos mis órganos se preparan para la defensa y el ataque. Por esta razón, siento como mi cuerpo se empieza a alterar.

9. Abro mis ojos y me doy cuenta de que estoy sola.

10. El cuerpo desea liberar esa energía tóxica y empiezo a llorar.

11. Después que he llorado, mi cuerpo se ha calmado, entro en razón y permanezco en quietud, en silencio.

Respuesta: Automáticamente, mi mente asocia esas emociones que he sentido con otras personas en diferentes circunstancias, es decir, no es la primera vez que vivo esa situación. El ejercicio me ha llevado a un viaje más lejos para saber cuál fue el origen de esta emoción y por qué se me repetía constantemente; Entonces voy más atrás, con la otra persona que me hizo experimentar lo mismo y sigo, hasta que me doy cuenta de que es la misma emoción disfrazada de personas, entonces estoy preparada para sanar-me y saber que la persona es el mensajero y mi trabajo es ver cuál es la emoción que detona cada vez que me presionan el botón, en vez de seguir enemistándome con los mensajeros.

Es así como logro crear un puente energéticamente (en términos energéticos), con otra persona donde había fragmentación y lo más importante, empiezo a vivir en mi presente, sabiendo que también me he sanado y he detenido el efecto multiplicador (Chas V'shalom) de una posible enfermedad, que yo misma iré incubando dentro de mí, viviendo en el pasado con emociones tóxicas.

Las emociones no tienen tiempo, ni espacio.

Esta práctica la hacemos todos los días inconscientemente, creándonos películas en la mente, que luego se convierten en realidades, para terminar culpando a los verdugos que nosotros mismos hemos traído a nuestra vida.

Cuando nuevamente pienso en la circunstancia e imagino la cara de la persona con quien tuve la "mala" situación y no siento nada, es entonces cuando sé que me he sanado y automáticamente he liberado a esa persona.

Siento como una energía de paz y tranquilidad invade todo mi cuerpo, mi cara está relajada y mis labios con una leve sonrisa, ahora imagino una Luz blanca y brillante que emana de esta persona, esta Luz es circundante, es decir, está fluyendo, imagino su rostro, veo como emana felicidad, está bailando y sonriendo. Doy gracias, gracias, gracias mentalmente a mí alma, a Dios y la otra persona.

Ha ocurrido el perdón.

Nunca voy donde la persona a pedir perdón, ni a dar las gracias, de hecho, esa persona jamás se entera que esta meditación ha ocurrido. Pero si nos volvemos a cruzar en la vida, aunque no digamos una palabra, ambas sentimos solo amor y aceptación.

La Satisfacción

Cada meditación que hago dentro de mí, la formulo pensando en al menos dos personas que necesiten claridad en su vida. He aprendido a ocuparme en pedir por mí misma y por los demás, porque cuando pido por los demás, es cuando la Luz del creador se ocupa de mí.

Claro está, antes de dar algo, primero debo tenerlo dentro de mí. Inicialmente me ocupo en estar bien emocionalmente, es decir comienzo por aplicar en mí misma esa práctica o técnica y una vez que ha funcionado, es cuando puedo aplicarla a otros.

En términos de pedir, me recuerdo enviar Luz y amor para aquellos que están atravesando por una situación parecida a la mía y si no conozco a alguien, siempre aparece el rostro de una persona en mis pensamientos, entonces sé que es a esa persona a quien debo incluir en mis meditaciones.

Más allá de pedir sanación, se trata de pedir porque esa persona logre descifrar para que le está pasando eso, que debe aprender o transformar.

¿Por qué?

Porque muchas veces quiero solucionarles la situación a otros, o pedir intercepción sobre ellos (no digo que esté mal hacerlo), cuando existe un plan perfecto diseñado para cada ser humano y ese plan solo depende del viaje de cada alma. Por lo tanto, puede que alguien atraviese por una mala situación, pero si tiene la claridad, la fortaleza y el coraje, hará lo que sea que tenga que hacer basándose en sus propias decisiones y en el flujo como se empieza a desencadenar la situación.

El karma, por así llamarlo, es como una maleta que lleva nuestra alma en cada viaje. Hay lecciones que pagar o deudas que saldar. Nuestra alma escoge el lugar idóneo donde empezará hacer este trabajo, los padres, el cuerpo, los hermanos, el país, etc. Porque es allí donde evoluciona nuestra alma. Al igual que el músculo no crece haciendo todos los días el mismo ejercicio y con la misma pesa, el alma sabe perfectamente que es lo tiene que sanar, y para ello atrae a su vida, las circunstancias que van a mostrar lo que debe sanar-se.

¿Qué pasa con los niños?

Más allá de la fisicalidad, hay muchas razones por las cuales un niño muere, sobre todo, casos de niños que mueren en el vientre.

Cuando el niño está en el vientre de la madre, es un alma pura que aún lo recuerda todo, entonces por lo general, son aprendizajes para los padres, en especial para la madre. Así como los hijos escogemos nuestros padres, los padres escogen a sus hijos (en los mundos superiores, a nivel de almas). En ambos casos, tanto los padres, como los hijos son los mejores maestros (son mensajeros). El niño que ha fallecido en el vientre de la madre fue tan solo un canal para la madre. Su misión no era nacer, sino precisamente esa:

morir en el vientre de su madre. El trabajo de la madre es descubrir y sanarse a través de ese proceso doloroso.

Los niños que fallecen siendo muy pequeños quizás tenían una corrección mínima que no ameritaba vivir tantos años para hacer el proceso de su alma.

Los niños que nacen con alguna "incapacidad" cognitiva que les permite comportarse como la Luz y no como humanos "capaces" de hacer daño, son almas tan puras que vienen a esta vida con una misión muy pequeña por hacer, pero igual de importante que el resto de los procesos de vida. Puede que su trabajo sea crear una familia en un matrimonio, permitirles a sus padres ser pacientes, entre otros. Estos casos son muy hermosos porque generalmente se requiere una dedicación exclusiva y única; es la mejor forma de expresar amor incondicional.

Coloco entre comillas "incapacidad" porque tildamos a estas personas de no tenerla y estoy de acuerdo si vamos a hablar de que no tienen la capacidad de herir, causar dolor, crear sufrimientos, traer caos, peleas, etc. sus almas son tan puras que no existe malicia, solo amor.

En cambio, los que somos "capaces" según no sé quién, efectivamente somos tan capaces de hacer tanto daño como sea posible; total, luego lo arreglamos con un "perdón".

Sea cual sea el caso o la situación, todas las almas que venimos al mundo escogemos un cuerpo y tenemos misiones en esta vida, incluyendo las más crueles historias que han existido en la humanidad.

Cuando las almas parten de este mundo, se están elevando para seguir su tránsito. El alma decide cuándo, dónde y de qué forma va a dejar esta vida. Por esta razón, muchas culturas que tienen claro esto, viven su duelo, sintiendo la falta física del ser querido como un proceso humano, pero saben que la energía del amor permanece viva. En el fondo, saben que ahora está mejor y que quizás se vuelvan a cruzar en esta u otras vidas.

Podemos ayudar a elevar el alma de las personas que parten, como cada uno sabe hacerlo, al ritmo y compás que fuimos enseñados por nuestros ancestros. Tener en cuenta que mientras recordemos a estas personas, estarán siempre vivas, porque la energía del amor no se elimina, la energía es energía.

Yo he recibido mensajes de maestros y familiares que han partido a través de mis sueños, pero que a través de la energía de su alma siguen guiándome.

Tener el entendimiento y la fortaleza para seguir adelante me permite conectarme con mi alma, saber escuchar y poder hacer el trabajo en medio del proceso.

Al mismo tiempo, todos tenemos enormes poderes dentro de nosotros, es por esta razón que la vida nos desafía constantemente.

Muchas veces son trabajos que solo nosotros podemos hacer, porque nuestra alma sabe que es aquello que vino a corregir.

Sin embargo, muchas veces la persona no es capaz de reconocer su propio poder, por ello es importante enviarles a nuestros seres queridos, amigos o desconocidos que necesitan recuperar su equilibrio en algún área de su vida:

claridad, fortaleza, valentía, misericordia, amor, compasión, plenitud, completud.

Por más dolor que mis seres queridos sientan al verme atravesar por una mala situación, deben soltarme para que sea yo quien se descubra y se sane.

Puedo ser guía en la vida de los demás, pero no puedo tomar su maleta kármica y hacerlo por ellos, porque estaría amputándole su propia capacidad interna para resolver los acertijos de la vida.

Estar abierta (escuchar, guardar silencio y observar) es muy importante para resolver mis propios rompecabezas, ya que algunas veces lo que funciona para mí, no funciona para otros. Es por lo que Dios ha dispuesto la misma enseñanza en muchos idiomas y de formas diferentes, para que podamos conectarnos de acuerdo con aquello que sentimos más empatía.

A su vez tengo que estar consciente de que mi trabajo individual es disfrutar el proceso, vivir cada día y pensar en forma global, ya que todos estamos conectados y está comprobado científicamente (para los que dudan de las herramientas que han practicado muchas culturas desde que la humanidad existe) que el pensamiento de una persona interfiere la realidad de otra en cualquier parte del mundo, que las catástrofes naturales son el efecto de nuestros pensamientos y que cuando alguien lleno de mucha rabia tira la puerta del auto con todas sus fuerzas, Has v´shalom ha creado un tsunami al otro lado del mundo.

Somos en el fondo conciencia colectiva

"Al final de tu proceso vas a amar al tumor y al Cáncer, porque ellos vinieron a ti para que renacieras. Al final de este desafío te vas a convertir en una persona completamente distinta, vas a ser otra. Para ello necesitas adentrarte en lo más profundo de tu ser y desenredar el nudo. Busca que aspectos debes cambiar de ti misma, pero sobre todo, aprende a amarte."

Gael

Renacer

He escuchado muchas frases sobre el renacer:

- Sentía que renacía

- Volví a nacer

- Tuve una nueva oportunidad de vida

- Renací

Sobre todo, después de que personas han vivido experiencias muy cercanas a la muerte o situaciones donde han perdido todo.

¿Cómo se siente renacer?

Una vía para responderme es a través de la curiosidad que me ha causado ver como nacen y crecen mis pestañas, un proceso que yo nunca en mi vida había visto.

Cuando tenía veinte tantos, fumaba y en una ocasión, intenté encender un cigarrillo con el fuego de la cocina y las llamas alcanzaron mis pestañas, se quemaron un poco y con el pasar del tiempo, volvieron a crecer sin yo darme cuenta. Pero no me refiero a ese tipo de crecimiento.

Hablo de estar en blanco, sin nada de pestañas y observar cómo empiezan a brotar, como una planta, cuya semilla fue plantada y después de haber estado expuesta a la oscuridad y el frío de la tierra, sube y se deja ver por primera vez.

Ha sido emocionante ver cómo emerge cada pelo, sobre todo después de todo el proceso que he experimentado.

Nunca había visto esto aquí afuera, es decir, que a una persona le crezca fuera de la placenta y a cualquier edad un miembro u órgano perdido de su cuerpo. Toda esta creación danzante se crea dentro de la placenta, allí nos formamos y es en ese lugar en la oscuridad, sin que nadie lo vea, donde se crea cada parte de nuestro hermoso y perfecto cuerpo. Le voy a llamar "industria de la perfección".

Será porque nuestra incredulidad no permite que la creación nos muestre este hermoso florecer a la luz de lo externo. Sencillamente porque no lo creeríamos.

Por eso, "quizás" debe limitarse a hacerse a escondidas y de forma armoniosa en su debido momento, durante los nueve meses de gestación.

Sin embargo, me caracterizo por ser muy observadora, así que si he sido capaz de observar este proceso en la naturaleza, sobre todo cuando vine a New York y vi por primera vez el asunto de las estaciones.

El otoño y la primavera son para mí las estaciones más drásticas, (aunque todos digan que es el invierno o el verano por las temperaturas extremas), ya que en esas estaciones la naturaleza presenta ante nosotros un espectáculo maravilloso, donde los protagonistas son la flora y la fauna. Estos empiezan una metamorfosis cada año y se preparan para resistir las bajas temperaturas del invierno y las altas temperaturas del verano. La naturaleza asume su responsabilidad ante el proceso de las estaciones, ya que es parte vital no solo para ella, sino también para el ecosistema en el cual vivimos todos, el planeta tierra.

Fue de esta manera como lo relacioné con mi propio mundo, es decir, mi cuerpo; ya que cuando se me cayó el cabello por el efecto de las quimioterapias, simplemente veía los árboles y me decía: estoy en un proceso donde dentro de unos meses volveré a renacer. Este proceso me está permitiendo entre tantos aprendizajes, ver mi belleza interna.

Por otra parte, algo más que he experimentado durante estos meses, ha sido dejar que me ayuden y recibir la atención de los demás. Como cuando era niña: darme de comer en la boca, limpiar mis partes íntimas, vestirme, untarme cremas y perfume. Experiencias que solemos vivir o experimentar a temprana edad, cuando hemos nacido y necesitamos la ayuda de otros para la sobrevivencia, porque no podemos valernos por nuestros propios medios.

No obstante, cuando somos adultos esto tiene un significado que va más allá del ¿Por qué me enfermo?

Ahora puedo verlo y es que todo fue puesto en mi camino a lo largo del proceso. Cada noche le pedía al creador que pusiera en mi camino a las personas que necesitaba para poder hacer mi trabajo, le decía "yo quiero cambiar, quiero convertirme en la mejor versión de mí misma, pero no sé cómo hacerlo. Por favor, enséñame cómo".

Para llegar a comprender que cada persona ha ido llegando en su momento indicado. Era increíble, pero empecé a creer. Estas personas han añadido conocimientos nuevos, su entrega y cuidados con amor incondicional. He empezado a estudiar mucho desde mi cuarto, a aplicarlo a mí misma cuando ya estoy lista para ello y al mismo tiempo, voy agradeciendo a mi guía divina por darme la oportunidad de ir avanzando a través de las personas que son puestas en mi camino.

A veces me digo a mí misma ¡Wao! ¿Cómo no me había dado cuenta? esto es grandioso, y a su vez sigo preguntando ¿Cuál es mi propósito de vida? día tras día.

Me doy cuenta, que algo está pasando de forma silenciosa a medida que avanzo, puedo sentirlo, estoy abriendo mi corazón cada vez más, estoy dándome cuenta de lo grandioso que se siente y cómo puedo seguir experimentando esto en mi vida sin necesidad de sentir dolor.

Es mi percepción, el cómo lo he vivido.

A los que les ha tocado renacer en cualquier área de la vida, contarán la historia a su manera.

Esta es la mía.

"No es fantástico que si no hay ningún propósito, no tienes nada que cumplir, puedes simplemente vivir."

Sadhguru

El Viaje es el Verdadero Propósito

Y ¿Cómo vivo mi viaje? ¿Cómo reacciono ante las circunstancias?

Ya había dicho antes que el alma viene a este mundo con misiones y se supone que si me dedico a hacer mi trabajo, luego debería avanzar al otro nivel, lo que significa que en este plano ha llegado la hora de morir; el trabajo ya está hecho.

Y también dije que al nacer olvido todas esas tareas que vine a hacer. Quienes han visto un video de un parto en agua pueden observar que cuando el niño sale del vientre de la madre, aun permaneciendo bajo el agua con la boca y ojos abiertos, no le pasa absolutamente nada, porque este ha sido su estado natural por al menos nueve meses, sin embargo, cuando la madre lo saca del agua, su reacción por milésimas de segundos es como si le faltara el oxígeno, pero al descubrir que solo es su nuevo hábitat, se adapta y se tranquiliza.

Entonces, vengo a esta vida con muchas experiencias por descubrir, es una especie de juego al estilo "la gallina ciega", donde el niño "A" cubre sus ojos y cuenta hasta diez, mientras el resto de los niños se esconde, luego el niño "A" empieza a explorar la zona para descubrir dónde están escondidos los demás. Hay una semejanza entre este juego y mi vida. Vengo al mundo sin saber, pero mi curiosidad me lleva a ir en búsqueda de las respuestas de mis interrogantes; para encontrarlas, a su vez, nacen otras interrogantes y sigo buscando, y así sucesivamente hasta que el juego termine.

Lo divertido del juego es la dinámica cómo se desenvuelve. Yo tuve una infancia maravillosa, pero también traumática gracias a la maestra que me dijo "tú no vuelves a levantar la mano hasta que sepas cual es la respuesta correcta", es decir, la respuesta correcta es la que estaba en su cabeza, según lo que ella estudió y no la respuesta que una niña creativa es capaz de decir, bloqueándome de por vida; nunca faltaba el niño que se aferraba a mí para desahogar sus frustraciones o viceversa; experimentar la ausencia de padres, que por sus obligaciones laborales de adultos (para poder darme lo mejor), estaban siempre ocupados. Y así cada adulto tiene su propia historia.

Entonces, voy creciendo y me empiezo a distraer buscando la manera de encajar según lo que es "la respuesta correcta" entre mi círculo de amigos, adoptando actitudes ajenas a mi esencia, solo para ser aceptada y llenar mis carencias. En este juego me distraigo del verdadero trabajo de mi alma, según mis propias y únicas "respuestas".

Me suena algo como:

- Crecí y la vida de adulto parece ser más ocupada, me recuerda tanto a papá o mamá.

- No sé cuál es mi misión de vida en tiempos donde todos están en búsqueda de lo espiritual. Tampoco sé para qué soy buena, por eso tengo muchos proyectos en mente que jamás manifiesto, porque suenan como una locura y creo que nadie me lo va a comprar. También empiezo algo y nunca lo termino, de esta forma empiezo muchas cosas que dejo inconclusas.
- No sé qué me gusta, por esta razón voy por la vida haciéndole realidad el sueño a otras personas, olvidándome de mí.
- No confronto ni me mantengo firme con mis propias opiniones por miedo al rechazo o a quedarme sola.
- Ese tipo de cosas no son para las mujeres.
- Hay que estudiar para ser alguien en la vida. ¿Quién es alguien? Yo soy Sarah.

Todas las anteriores tienen algo en común: el miedo al cambio, a tomar riesgos, a mudar la piel, a salir del cascarón.

Existen dos vías para transformarme:

Una es cuando sé que debo cambiar y aún sintiendo miedo o sin saber cómo hacerlo, soy consciente y busco las formas para lograrlo, entregándome al flujo de la vida y avanzo de forma consecutiva hacia mis objetivos. Voy hacia adelante y sé que pase lo que pase, forma parte del recorrido; pero de mi recorrido, no del recorrido de los otros.

Y la otra es cuando sé que debo cambiar y no lo hago, entonces, mi viejo sistema de creencias se encarga de hacerlo por medio del dolor, la lucha, el sacrificio, el problema (como en mi caso). Y puede que aun a través del dolor, ni siquiera me transforme. Pero como dicen los Kabbalistas, donde hay más oscuridad, está a punto de revelarse una mayor cantidad de luz (lo opuesto), llegan los milagros, pero porque fui capaz de superar el desafío en vez de rendirme.

La diferencia entre ambas vías reside en mi actitud al momento de tomar la decisión que va a transformar un aspecto de mí, un aspecto que ya no me sirve. Yo creo que en ambos casos duele, porque soltar un aspecto negativo, (que me ha dado satisfacción hasta un momento determinado, pero sé que no es bueno para mí a largo plazo) para poder transformarme y seguir avanzando, por más proactiva que sea la forma de hacerlo, existe un vacío al soltar y dejar ir una parte de mí que estuvo aquí por mucho tiempo. Muchas veces escucho una vocecita en mi cabeza que me dice: "no seas estúpida, actúa rápido antes de que abusen de ti o no hagas nada al respecto". Porque soltar esa maleta cargada de recuerdos viejos da miedo y el miedo lanza los dados una y otra vez para hacerme creer que a su manera siempre es mejor. El miedo me susurra: "una probadita más no pasa nada, esta será la última vez lo prometo". Pero como cualquier hábito o vicio resulta un tanto difícil soltar.

En ambos casos estoy saliendo de lo que es fácil de hacer para mí, lo que muchos llaman "zona de confort". Por una parte, cuando yo decido dar el paso hacia adelante, aún sintiendo miedo, aun sin saber que me espera, aun sin tener dinero, aun sin saber absolutamente nada sobre el resultado final, yo voy porque sé que es la única forma como puedo avanzar. Automáticamente, me recuerdo cómo funciona mi sistema digestivo, que para que nuevos alimentos entren, debo soltar los desechos que ya no aportan nada a mi organismo. Ahora bien, la segunda forma es cuando siento que alguien tomó mucho impulso, corrió fuertemente hacia mí y me empujó con todas sus fuerzas. Entonces, esa segunda forma me hace despertar de un solo golpe. Me levanto del suelo o me levanto, no hay más opción.

Enfocada en la frase de Mónica Berg "El proceso es el verdadero propósito" caigo en cuenta que si yo tengo un propósito como tal y lo logro ¿Qué voy a hacer después de esto? La vida sería aburrida ¿Cierto? Entonces, claramente el viaje de mi vida, incluyendo todos los procesos, todas las circunstancias, así como a las personas involucradas, son el verdadero propósito; y esto es lo que hace que la vida sea fabulosa, dejando la necesidad de buscarle un significado.

Ah, pero me llega otra pregunta ¿Cómo reacciono ante las pruebas que se me presentan en mi vida?

Me quejo de absolutamente todo. El lunes, primer día laboral, al abrir los ojos me quejo: "¡oh no! ya amaneció, siento que no descansé nada, tengo sueño". Hay quienes decimos "¿Por qué tengo que ir a trabajar?"

Me molesta todo: el vecino, el que pide en la calle, el que toca la bocina del auto, el que escucha la música a alto volumen, el calor, el frío, la lluvia, la brisa, el jefe, de, de, de…

¿De qué manera puedo ver o mejor dicho, observar la vida, mi vida?

¿Quién soy?

¿Qué pienso?

¿Qué digo?

¿Qué hago?

Muchas veces lo que pienso lo digo, pero realmente la mayor cantidad de veces lo que pienso o digo, no lo hago.

¿Por qué?

¿Qué tengo en mi mente?

¿En qué invierto mis pensamientos?

¿Para qué?

¿Qué logro y obtengo con eso que pienso?

¿Cómo me conecto con otros a través de lo que pienso?

¿Qué atraigo?

¿En qué me convierto?

¿Me gusta?

¿Cómo se siente?

¿Agradable?

Las preguntas son una herramienta mágica y es así, porque como por arte de magia las respuestas llegan en el momento oportuno y de la forma que nunca imaginé.

Por esta razón, pregunto las veces que sean necesarias.

Creíblemente, las respuestas están dentro de mí, como archivadas esperando a ser enviadas a mi presente y cuando pregunto, empiezo a explorar como niña y a descubrir tanto de mí misma, que nunca lo hubiera imaginado. A veces me digo "¡Wao! ¿Cómo no lo supe antes? ¿Cómo no me lo pregunté antes? ¿En qué estaba invirtiendo mi energía tan preciosa?" No lo supe antes, porque no lo pregunte antes, así de sencillo.

Son preguntas tan mías, tan personales que solo yo las conozco. Muchas veces puedo reírme de mí misma a medida que me descubro. Soy la protagonista de eso "como quieras llamarlo" que empiezo a vivir, a experimentar y resulta tan placentero, que una vez que empiezo no quiero parar.

> *"No busques tales cosas. La cosa es que la creación está hecha de tal manera, que la creación y el creador no pueden separarse. Adquieres un pedazo de creación, al mismo tiempo la fuente de la creación está latiendo dentro de ti. Si le prestas un poco de atención a este proceso de vida, no necesitarás ningún propósito, te mantendrá involucrado por un millón de años si quieres. Tantas cosas están sucediendo, "tantas" quiere decir, tantas cosas increíbles están sucediendo aquí mismo si prestas suficiente atención." Sadhguru*

Cuánta admiración propia por mí misma. Me empecé a amar, a valorar, a contar historias, me vuelvo creativa y visionaria, aquello que en algún momento de mi infancia dejé de hacer para volverme adulto.

Como ejercicio, me pregunto antes de quedarme dormida, allí justo en ese momento cuando estoy entre dormida y despierta (estado alfa) me hago las preguntas que quiero saber. Pero ¿Qué puedo preguntar? ¿Cómo preguntar?

Eso dependerá de qué quiero resolver en mi presente. Cuáles son las soluciones que quiero encontrar a los desafíos que tengo hoy.

Todo lo que he pasado con el proceso del Cáncer ha sido exactamente lo que tenía que vivir. Y es así, porque cada experiencia (tratamiento, dolores, cirugías, lugares, personas, etc.) han sido maestros que me han dejado la más sabia de las lecciones.

Me entregué por completo al proceso y esto me permitió disfrutar el viaje y cuando digo disfrutar el viaje, no me refiero a estar riéndome todo el tiempo.

Disfrutar la vida es sentir, es experimentar, es darle a cada sensación el respeto que se merece; llorar, sentir dolor, estar triste, sentir alegría, saborear las náuseas, sentir cansancio, el dolor del estreñimiento, ardor de una herida, son todos parte de la misma perfección. Por ejemplo, cada etapa de todos los procesos tanto quirúrgicos, como de tratamientos a los que me sometí fueron completamente distintos y cada uno trajo consigo una sensación muy diferente. Si intento comparar una sensación con la otra es como perder el tiempo, porque con toda certeza, cada impresión que mi cuerpo sintió me permitió número uno, apreciar que estoy viva; segundo, conocerme; tercero, saber la causa de esa sensación y último, aprender el mensaje que estaba oculto.

Recuerdo claramente cuando sentía ganas de llorar, entonces acercaba a mi cama la caja de pañuelos de papel, porque sabía que iba a llorar por largo rato, tendido y con mocos, de manera que, cualquiera que fuera lo que tenía que soltar lo hacía con ese llanto dramático, lleno de pasión, porque no sabía cuándo iba a volver a llorar. Así, me convertía en observadora de mi propio drama en el mar de mis propias lágrimas, lo sentía con efusión, hasta el punto que mi nariz, ojos y mis mejillas se llenaban de unos puntitos rojos; entonces, ahí frente al espejo, fui capaz de ver como todo mi cuerpo estaba cambiando producto de mi llanto.

Posteriormente, a medida que me iba calmando, que ya las aguas estaban drenando, me empezaba a preguntar en mi cabeza "¿Por qué lloro? ¿Qué siento? ¿Cómo lo siento?"

Entonces, las respuestas llegaban y conforme iban llegando yo iba escribiendo, adentrándome en saber qué se esconde en el drama del llanto, ya que al llorar el cuerpo necesita liberar una energía, un químico. Logré saber en una ocasión que estaba asociando mi situación física actual con una etapa de mi vida que no me había gustado. Pero evidentemente, no estaba en la misma situación físicamente hablando, pero para mi sorpresa sí estaba en el mismo lugar energéticamente hablando; quiero decir estaba en el pasado sin saberlo.

Hacerme consciente de cada emoción y sensación que aparecen tras cada situación que vivo, me lleva a enfocarme en una sola cosa a la vez y vivir aquí, en el ahora. Porque las situaciones llegan, forman parte de mi viaje de vida, sin embargo, lo que siento es lo que verdaderamente define la relación que yo tengo con una persona, con mi cuerpo, con mis finanzas, con mis hábitos, con los lugares, con la información que me llega.

¿Por qué? Porque esa relación mía con lo demás se encuentra vinculada a un pasado y ese pasado que está aquí energéticamente hablando (como las emociones: amor, odio, pánico, aburrimiento, fastidio, alegría, etc.), es producto del recuerdo. Entonces, cuando conozco a un hombre con las características que más resuenan conmigo desde mi campo electromagnético, aun cuando no lo puedo ver, lo estoy asociando con una emoción que ya he vivido y será exactamente la persona que yo necesito en este momento, para darme cuenta de algo que solo se encuentra dentro de mí.

Es parecido al momento cuando me llega el olor de la comida de mi mamá o pruebo una comida e inmediatamente me recuerda a ella. Pero honestamente ¿Qué está pasando en mi cerebro? Trae al presente una emoción, la energía del calor de un hogar, la energía del amor de mi mamá, la energía contenida en sus comidas, esa que al probar de nuevo, aunque no la haya cocinado mi madre, me hace sentir como si ella estuviera aquí, aunque físicamente no esté. Cuando esa memoria se activa, me hace sentir feliz, alegre, la piel de mis brazos de eriza, siento cosas raras en mi cuerpo, me inunda una sensación de placer en cada bocado. He revivido un momento. Inmediatamente empiezo a sentir afinidad por el cocinero.

¿Qué pasó? Lo asocié con mi mamá y como amo a mi madre, también amo al cocinero.

La energía del amor siempre ha estado aquí o allí o allá; porque en el campo electromagnético no existe tiempo, no existe espacio, no existe nada. Como cuando llamo a mi madre y nos conectamos la una con la otra, aunque estamos en diferentes partes del mundo, con otra hora, con otro clima. Sin razonar cómo está funcionando la llamada, solo hablamos. Igual pasa con las emociones, con las circunstancias que vivimos, con la gente con quien nos toca vivir una determinada situación, con las enfermedades, con las pérdidas, con los lugares, todo se reduce a mí.

¿Qué siento yo? ¿A dónde me está llevando eso que siento? ¿Cómo lo vivo?

Quien ha visto la película Ratatouille y recuerda la escena donde Mr. Ego, el crítico gastronómico que entra al restaurante y prueba la comida que el ratoncito ha cocinado, sabe de qué estoy hablando. Mr. Ego es una persona con un porte de autoridad, con una mirada intimidante y al mismo tiempo, una seriedad aniquilante, pero cuando entra a su boca una porción de la comida, se traslada de forma inmediata a su infancia, viene a su mente la imagen de su casa, de la mesa donde se sentaba a comer el delicioso plato ratatouille hecho por su madre. Entonces, automáticamente su actitud cambia por completo, su postura, los gestos en su cara, convirtiéndose en una persona risueña y abierta.

De ahí muchas frases (dichos, refranes) "las personas con quienes nos topamos son espejos unos de otros", "las personas son maestros, que traen consigo sabios mensajes", "atraemos lo que somos", "atraemos las situaciones, según nuestra frecuencia energética", "la vida es un pañuelo".

Razón por la cual siempre les digo a las personas con las que me encuentro, "ten paciencia y conviértete en un observador, ¿Cuáles son las emociones que te hago sentir cuando estamos juntos? Porque estaré de paso en tu vida y tú en la mía, aprendamos el uno del otro".

El punto no son las personas, ni la enfermedad, ni el miedo, ni el dolor, ni la alegría, ni las manos sudadas, ni el alejamiento; el punto son las emociones que **yo siento** y lo que hago con eso que **yo siento** internamente, no con aquello externo que se presenta en mi vida.

Disfrutar cada situación, es para mí el secreto de lo que esconde la circunstancia. Sentirlo con pasión, porque si lo hago, eso, cualquiera que sea, no lo volveré a sentir.

"En la mente se inician los problemas."

Esmeralda G.

Un Recordatorio

Haciendo un recorrido a lo que ha sido este proceso, me vino la pregunta:

¿Alguna vez has querido cerrar los ojos y al abrirlos estar en una situación en particular o simplemente sentir el deseo de despertar de ese sueño o pesadilla?

Cuando las cosas no andan bien, más allá de la situación, sé que tuve que hacer las cosas distintas, haberlas mejorado; pero ese no fue el caso, las hice igual, robóticamente. Es allí donde luego viene el lamento por apreciar aquello que ya no está.

Dejé pasar la oportunidad de aprender de los mensajeros, de disfrutar de bellas personas y de familiares, que es muy diferente al tema del soltar y dejar ir. Posteriormente, empiezo a extrañar aquello que di por hecho, solo porque cuando estaban en mi presente yo "quería más", quería "algo mejor" de la vida, o simplemente estaba distraída entre las superficialidades.

Pero también he tenido momentos de gozo y alegría, que dependiendo de cómo me sienta en ese instante, puedo disfrutar al máximo de mi vida o puedo vivir en el anhelo del pasado, queriendo cerrar mis ojos y que al abrirlos, saber que solo fue un sueño o una alerta para que esté más consciente del momento presente.

¿El presente es lo que realmente importa?

Cuando me sometí al tratamiento de quimioterapias estuve expuesta solo a mi alma. Verme completamente de un color amarillento, sin ningún pelito en todo mi cuerpo fue extraño, pero logré verme con amor cuando empecé a entender el asunto.

Me volví tan frágil, las uñas se endurecieron y cambiaron de color, se empezaron a levantar en la parte de la cutícula y dejaron de crecer. La punta de los dedos, tanto de las manos como de los pies, no las sentía. Iba al baño tantas veces que perdí la cuenta, caminar lento era mi mejor paso y en caminatas largas sentía la falta de oxígeno. Me dieron dolores extraños en todo el cuerpo, que así como aparecieron de repente para recordarme que siento y que estoy vida, se fueron, solo así de la nada.

El sueño profundo pasó a ser una necesidad terciaria. Salir y disfrutar de una caminata, algo que amo, se vuelve un privilegio.

Unas dieciséis quimios marcaron la diferencia, las cuales fueron en dos ciclos, el primer ciclo una cada quince días para un total de cuatro y el segundo tratamiento doce ciclos, una semanal. Al terminar todo el tratamiento el 26 de octubre del 2017, fue extraño. Agradecí al tratamiento por brindarme la cura a su manera, a las enfermeras por su calidez y hospitalidad, a los médicos que, aunque siempre deben decirnos el peor de los escenarios, estuvieron siempre allí para mí con mucho cariño y respeto.

Mis amigos me sorprendieron con flores, pancartas y globos como una muestra de afecto, recordándome que no estaba sola.

Empecé una desintoxicación con jugos verdes, té y alimentación para ayudar a mi organismo a depurarse y regresar a su estado original, sin químicos. La tercera semana de haber terminado el tratamiento, fue fantástico sentir cómo reaccionaba mi cuerpo en un gran porcentaje de forma normal. Podía salir, caminar, subir, bajar y no me cansaba. Claro, si llevaba más de cinco horas en la calle me invadía un cansancio muy fuerte y extraño.

El 20 de noviembre fue mi intervención quirúrgica para realizarme la mastectomía. Acudí al hospital llena de vida como siempre y estaba tranquila. Sacaron una fina capa de piel de mi pierna para poder tapar la parte de mi pecho donde estaba el seno y que ahora era un hueco. Esa cirugía de la pierna fue muy peculiar, tanto así, que no me permitía ir al baño, caminar bien, dormir bien. Tenía que orinar en un envase especial en la cama, muchas veces orinándome encima.

Esta herida de la pierna me la cubrieron con gazas y una banda que al segundo día debía remover yo misma. Para mi mayor bendición tenía a mi lado a mi amiga Franci, que como odontóloga y digamos que con un poquito más de sangre fría, no tuvo más elección de ser la elegida para removerme con sutileza por casi una hora la gaza que se había adherido a mi piel, creo que jamás en la vida había sentido tanto dolor y ardor como este día, finalmente y después de ella verme sufrir por tanto tiempo, terminó. Durante casi una semana conté con la ayuda y el amor incondicional de mis amigas Mariale y Franci, quienes estuvieron a mi lado.

Cuanta vulnerabilidad.

"Ah soy humano, recordé".

Las experiencias dolorosas me han hecho fuerte, me hacen de hierro, indomable, era una afirmación que transformé en "las experiencias dolorosas me vuelven más vulnerable", me dicen: "Hey, es momento de volver a la humildad que caracteriza a tu alma: ser prudente, ser tolerante, ser paciente, ser bondadosa y tener templanza. Es momento de derribar todas esas puertas de concreto con la que has rodeado tu corazón y volver abrirlo al compás de las emociones, porque todo va a estar bien, todo ya está bien. Pedir, ser cuidado y llenado de amor no es tan malo como lo creíste por tanto tiempo".

A lo largo de mi vida he tenido momentos de sentirme completamente sola. Ahora, no sé si estar sola (sin el núcleo de mi propia familia) en todo este proceso sea una bendición por mi privacidad en encontrarme conmigo misma, o sea un recordatorio de lo duro que es seguir viviendo sola, sin contar cada instante de mi vida con el cálido abrazo de alguien me que diga cuanto me ama y que me recuerde que estoy hecha de amor.

Ah, pero recuerda que tuviste el libre albedrío para escoger cómo, cuándo y qué hacer en todo el proceso. Asumiste responsablemente la situación y entendiste que se trataba de volver al único amor que siempre va a estar conmigo, sin importar las circunstancias externas: mi amor propio.

"¡Ok, entendí! Soy la persona más valiosa de mi vida".

Todos necesitamos un recordatorio de vez en cuando, por lo que muchas veces nos llegan mensajes con información que ya sabemos, es como "¡Hey, recuerda de que estas hecha!"

"Anoche experimenté algo nuevo, una comida extraordinaria hecha por alguien único e inesperado. Decir que ese plato y su cocinero pusieron a prueba mis preconceptos, equivaldría a incurrir en una subestimación grosera, cuando lo cierto es que ambos lograron conmover lo más profundo de mi ser."

Mr. Ego, en la película Ratatouille.

La Anatomía de un Cactus

Quienes han tenido el privilegio de observar un cactus, en cualquiera de sus variables existentes, conocen el concepto de lo que significa mantener distancia.

El despreciado cactus ha vivido muy lejos de los hogares debido a su anatomía; si me acerco mucho, podría salir lastimada. Eso es lo que a simple vista me hace creer y por ende, todos nos mantenemos bien alejados de esta especie de plantas.

Pero la realidad es que es una de las plantas más sublimes que he conocido en mi vida, ella aparenta ser todo lo contrario a lo que está contenido en su interior. Por dentro es completamente agua, de hecho, su verdor se debe a que sustrae hasta la más mínima gota de agua del suelo y la mantiene dentro.

He saboreado sus frutos, he admirado los brotes que salen y forman una hermosa y resplandeciente flor. Estos son el reflejo de lo que ella está hecha por dentro.

Me recuerda tanto a mí, que siendo tan niña, indefensa e ingenua, era todo alegría y creatividad, corría por todas partes, hacia todo tipo de deportes y de hecho, era muy buena en lo que hacía; fui creciendo y mis espinas se fueron haciendo cada vez más gruesas y marrón, ellas apuntaban hacia todas las direcciones con el objetivo de aparentar que era una chica ruda, pero en el fondo, todo lo que estaba gritando era: "¡ámame!"

Nadie nace con malicia, nadie nace celoso o desconfiado. Todos nacemos creyendo en nosotros mismos, amando nuestras propias heces y estamos felices cuando otros vienen a limpiar nuestro trasero, sin sentir vergüenza sobre ello. Nacimos confiando en la vida, hasta que en algún momento alguien nos empezó a decir cosas y entonces fuimos creyendo en la verdad de esas personas, que bien, estaban llenas de amor o estaban llenas de dolor.

Por ende, dejamos de SER nosotros para ser lo que otros nos enseñaron a HACER.

Muchas veces suelo usar a un cactus para compararlo con un humano que ha sido estropeado por otros humanos, pero que en el fondo es puro amor, en el fondo es agua, en el fondo es bondad y amabilidad.

Lo veo todos los días en las calles de New York, donde al parecer el común denominador es todos contra todos; el que va más rápido, el que pasa primero, el que gana más, el que se alimenta mejor, el que tiene más tiempo, el que sonríe y el que no lo hace. Es una selva, literalmente.

Creo que al igual que yo, hay muchos cactus caminando por las calles de algún lugar.

"Cuando la vida llama a tu puerta, como esto, es hora de que mires más profundo, en lugar de reaccionar, en lugar de querer castigar, en lugar de querer arreglar a alguien más... esto no va a transformar tu vida, no va a hacer tu vida bella de ninguna manera, alguna satisfacción externa vas a tener por dos días, después de eso te sentirás culpable por eso también. Alguien está abriendo una dimensión espiritual para ti, de verdad. Alguien te empuja hacia la realidad última desde un estado ilusorio, debes agradecer a esa persona."

Sadhguru

Por Último

¿Cómo castigaría a mi madre por la infancia que me dio?

La castigaría dándole todo el amor que nadie le dio de niña.

Recordándole cada instante el ser precioso, único y creativo que es.

Dándole las gracias por haber creado las bases sólidas de mi vida y porque ha sido un canal que me ha dado y me ha hecho justamente todo lo que yo necesitaba que ella me diera y me hiciera.

De ninguna manera estoy justificando los actos de mi madre, como tampoco incitando a dar castigos a otras personas o inclusive, impartir cualquier tipo de acción que perjudique a otros. Bajo ningún tipo de obediencia divina creada por el hombre en nombre de Dios está el causar daño a los demás seres vivos del planeta, y si alguno tratara de convencerme de esto, saldría corriendo enseguida, porque después de que me convenza de esa verdad, la protegeré con todas mis fuerzas por el tiempo que necesite hacerlo.

Hoy es evidente que mí Ser radica en dar amor y eso se traduce en ser compasiva. Jamás aprobaré el dolor que yo como ser humano pueda causarle a otro ser vivo, ya que considero que las personas nos encontramos en la vida para mostrarnos algo, se quedan por el tiempo que tienen que quedarse y luego se marchan; pero lo más importante es el amor que compartimos y no el dolor que dejamos.

Tendemos a creer que el premio es el triunfo, cuando la verdad es que el premio se encuentra contenido en el proceso.

Yo pasé de un extremo al otro. Nací siendo un ser dulce y amoroso, luego experimenté lo que es sentirme débil y desvalorizada en mi infancia y adolescencia, posteriormente cerré mi corazón creándome una falsa sensación de respeto a través de mi carácter y dura forma de ser en la década de mis veinte.

Ahora que estoy en mis treintas y gracias al despertar con el proceso que el Cáncer me trajo, he reconocido mi propia valía personal, me siento el Ser más preciado que existe en todo el universo, de todo lo que existe en la existencia infinita, entendí lo que es el verdadero propósito de la vida y ahora lo vivo.

Me preguntaste entonces ¿Por qué no sanas a tu madre?

Porque mi madre vino a ser mi madre y eso nadie lo va a cambiar. Puede que en esta vida yo aprenda cosas que ella no, que yo siga caminos que ella no, que yo practique herramientas que ella no, y sin embargo, eso no me hace ser su sanadora.

¿Por qué?

Porque lo que he traído a mi vida, incluyendo a mi madre, es perfecto para lo que yo necesito. Y si se presentara la oportunidad de que ella deba aprender algo desde mí, que por cierto considero que ya le enseñé suficiente durante mi niñez, entonces, es ella quien debe buscar y ver en mí qué es lo que necesita aprender. Quizás para que esto ocurra, yo no tendré que decir ni una palabra, solo ser yo misma.

Creerme más que mi madre o mejor que ella sería en todo caso, la más grande involución que pudiera hacer.

He sido su mejor maestra durante toda mi infancia, porque estoy segura de que así como me traumaron muchos de sus comportamientos, también lo hice yo con ella. Vinimos a mostrarnos mutuamente que debemos sanarnos.

Cuando mi mamá quiera saber cómo sanarse o cómo mejorar en algún aspecto de su vida, sé que ella misma buscará los medios y su propia inteligencia divina la guiará a la consecución de sus objetivos, como lo ha hecho a lo largo de su vida.

Mientras tanto, yo me ocupo de amarla y en seguir buscando las vías para estar en paz yo.

Espero haber respondido tu pregunta y si mi respuesta no te ha gustado, no hagas preguntas que tu mente aún no está preparada para escuchar.

Gratitud

La gratitud es la más sublime y delicada sensación que se alcanza cuando se ha vivido, sentido y experimentado los subibajas de la vida, sabiendo que cada uno es el escalón que me está conduciendo a mi más elevado e íntimo encuentro con mí Ser. Mi amor propio, mi paz.

Cada experiencia que he vivido, con todos y cada uno de los personajes (principales y secundarios), me han dejado un legado, donde el mejor remedio ha sido llegar a amarlos y a reconocer el rol único e incomparable que cada uno ha dejado en mí.

A mi Madre

En mi próxima vida sé que nos volveremos a juntar, pero hasta entonces te tengo aquí tan cerca que puedo sentirte las veces que quiera.

Creaste en mí una estructura sólida para una vida llena de determinación, constancia, responsabilidad y libertad. A tu manera te ocupaste de mostrarme todos los detalles para que me enfocara en observar y por ende, en apreciar la perfección de la vida, esos que me han traído inundación de felicidad.

Me forjaste con carácter para que fuera fiel a mis decisiones, a mis sueños y a mis pensamientos, recuerdo que me decías:

"Cree en ti y en quién eres, sin importar lo que otros digan sobre ti. No mires hacia atrás y sigue siempre adelante confiando en quien tú sí eres y no en lo que otros quieren que creas que eres. Y vas a llegar tan lejos como te lo propongas."
Alida Suárez

Me orientaste para que inteligentemente escogiera a mis amigos, aquellos con quienes iba a crecer y no con quienes iba a retroceder, me decías:

"Mira con quién andas y te diré quién eres." Alida Suárez

Haciendo alusión a que nos convertimos en aquello en lo que estamos repitiendo siempre y esto involucra nuestro entorno; no fue hasta que tuvo que venir de la boca de Louise Hay para que yo entendiera tus sabias palabras, que a mi temprana edad no podía digerir. Y es que:

"Las células de mi cuerpo están reaccionando constantemente al ambiente mental de mi interior, al igual que las personas trabajan bien en un ambiente feliz y cariñoso." Louise Hay

Nadie puede prosperar estando en un ambiente negativo, hostil y de vagancia.

Considero que soy fiel y apasionada a mis amigos, a mis relaciones y a mi ocupación laboral gracias a ti. Desde que tengo uso de razón has finalizado todo aquello que has iniciado, has cuidado cada detalle, has mostrado pasión y al mismo tiempo, entrega total en todo lo que haces. Has compartido hasta lo poco que tienes con tal de ver feliz al otro, has cuidado de los enfermos, has dado de comer y atendido a todos los necesitados que han estado en tu vida. Solo te he conocido una amiga y desde ese entonces, he visto cómo tú has sido la más fiel e incondicional amiga que jamás he visto antes, sin importar a lo que se dedique esa amiga, simplemente la amas y la apoyas, porque sabes cuál es tu papel dentro de esa relación.

Aunque muchas veces has sido humillada y subvalorada por algunas personas, tú has mantenido tu propia convicción.

> *"La vida va a tener obstáculos, pero tú vas a seguir adelante hasta alcanzar tu meta." Alida Suárez*

Creo que tu sabias que me daba miedo estar sola, por eso siempre que yo necesitaba la compañía de alguien para ir a cualquier lugar tú me decías:

> *"Aprende a estar sola, tu naciste sola, no acompañada."*
> *Alida Suárez*

Y evidentemente me estabas preparando para que independientemente de las circunstancias que me tocara vivir, yo siguiera adelante teniendo dominio y siendo integra conmigo misma, sin doblegarme por el hecho de no estar en compañía. Hoy por hoy puedo afirmar que es **sola** como he llegado a conocerme y como he llegado a amarme.

Diseñaste uno de los roles más retadores e inspiradores en tu vida: ser mi madre.

Decidiste ser mi madre y hacerlo muy bien, despojándote de ti misma. Has sido mi fiel y creyente Ángel de la Guarda, que me ha empujado hacia mis más íntimos sueños, me has inspirado para que yo confíe en mí, pero porque tú has creído en ti y porque tú has confiado en ti, y al mismo tiempo has creído y confiado en mí. Sin duda alguna, me has llevado a transformarme, a sacar lo mejor de mí, me educaste para que transformara la bestia del miedo y dejara que saliera a la superficie el amor. ¡Eso no se hace sin perseverancia! ¡No! Por eso te escogí a ti y si vuelvo a nacer, te volvería a escoger.

Hemos observado y admirado la misma luna llena, cada una desde su punto infinito en la tierra, cuando siento el Sol, siento que me acaricias la piel, cuando lloro, siento que estoy en tus brazos, tu sonrisa me inspira, por eso me encanta dibujar sonrisas en tu cara con mi mente, porque sé que se están haciendo realidad, nadie me hace sentir tan llena de vida como tu amor incondicional, ese amor que está vivo y que nos mantiene unidas energéticamente a pesar de las distancias.

Ahora que me he despojado del dolor y me he perdonado, me he vuelto a encontrar contigo. Te vi como una hermosa, creativa y sana niña que se sentía sola y necesitaba amor, entonces te tomé entre mis brazos brillantes y te di amor, amor lúcido y resplandeciente.

Eres pureza, puedo ver tu sensibilidad y suavidad interna, puedo sentir tus dolores y probar tus lágrimas saladas, puedo acariciar tus sabores y abrazar tus alegrías. Podemos volar papagayos en una sábana infinita de amabilidad, mientras el Sol cubre nuestros párpados azules de Luz.

Que cuando la terquedad toque tu puerta, sea tu dulce cordura quien le haga titubear, para que cuando seas una anciana y las arrugas cubran tu piel, puedas decir: "yo también viví".

Gracias por cuidarme

Gracias por ser compasiva

Gracias por confiar en todo lo que he soñado

Gracias por escucharme silenciosamente

Gracias por todo lo que he visto que haces por mí, pero infinito agradecimiento por lo que no he visto que haces por mí

Gracias por guiarme hasta aquí

Eres y siempre has sido mi amor eterno, mi infinito, mi tesoro mejor escondido.

Eres mi paz.

A ti que has Estado en mi Mundo

A todas las personas que han formado parte de esta hermosa galaxia que es mi vida, les estoy sumamente agradecida. Gracias a ti soy lo que soy, gracias a ti he llegado a donde he llegado, gracias a ti pude encontrarme a mí.

Llegaste a mi vida justo cuando más te necesitaba, tocando los botones que detonaban mis más íntimas emociones y sin saberlo, me estabas mostrando un antecedente que venía repercutiendo en mi vida sin yo darme cuenta.

Has sido esa mirada que había perdido, ese consuelo que necesitaba, ese aruño que ardía, pero que no era más que un reflejo de mí misma. Ahora que me he sanado con cada uno de nuestros encuentros, en esta vida o desde otras vidas, puedo amar con más facilidad, puedo mirar con los ojos cerrados y puedo crear puentes desde nuestras orillas.

Vaya usted a saber que lo trajo a mi vida, mientras yo concilio el sueño que había perdido en tantas madrugadas.

Yo tomé el timón de mi vida, ahora solo me queda decirte:

Gracias por el radiante Sol

Gracias por la lluvia

Gracias por el cielo azul

Gracias por la Luna clara

Gracias por las aguas serenas

Gracias por las tempestades

Y gracias por las muchas veces que has venido a mi vida a enseñarme ¿Quién soy? Y ¿Cómo puedo sanarme?

Con amor Sarah Rojas.

Conclusión

Si bien este libro contiene en sí, sus propios desenlaces en cada capítulo, también es cierto que me resulta complejo hacer una conclusión que englobe toda la experiencia que viví con el Cáncer. Ya que considero que a medida que avanzo en el misterioso viaje de mi existencia, dar una opinión a otra persona es una responsabilidad muy grande, debido a que cada circunstancia trae su aprendizaje individual.

Sin embargo, si hablo en términos generales, para mí un proceso es un periodo de tiempo que me permite transfórmame.

Cuando disfruto el proceso, el tiempo se hace más corto, pero lo que lo hace corto no es el tiempo, sino el disfrute en sí mismo, ya que cuanto más disfruto de una experiencia, más me desentiendo del tiempo, por lo tanto, se crea una especie de sensación de que: el tiempo pasa volando.

Por otra parte, aprendí que disfrutar no es lo mismo que sonreír. Disfrutar para mí significa sentir cada emoción, cada sensación, cada sentimiento, cada parte de lo que estoy viviendo. Por lo que si siento ganas de llorar, lloro a moco suelto, si tengo un dolor, lo siento con toda su intensidad y a su vez esto me lleva a escuchar mi cuerpo.

Disfrutar no es solo ir a un parque de diversiones, eso es un tipo de entretenimiento que el ser humano se ha creado, donde paradójicamente lo aleja de lo que realmente es el disfrute de la vida, que es aquello que se encuentra en las cosas simples e internas de nosotros mismos. Después de todo, soy yo la que estoy sintiendo el disfrute y no el parque de diversiones. Por lo tanto, para disfrutar solo tengo que estar viva.

Además, la única persona que está en la capacidad de atravesar el proceso y transformarse, soy yo. Echarme al abandono o recostarme de los demás para que hagan el trabajo por mí, porque "pobrecita yo" me retrasa más, ya que solo mi alma sabe aquello que yo vine a sanar y sabe cuáles son las circunstancias y personas que yo necesito para poder restablecerme. Si ser una víctima me ha funcionado, puede que internamente me esté engañando a mí misma, haciéndome creer una historia que ni en los cuentos de hadas pasa. Las princesas por lo general son las que luchan por salir adelante rompiendo sus propios esquemas.

Entonces, atravesar el proceso es lo que me va a permitir avanzar y cruzar todos mis miedos, incluyendo mis propias limitaciones, independientemente de las personas que me hayan influenciado.

En este mismo orden de ideas, todo lo que me he creado hasta el día de hoy es el resultado de quien era hace años, de quien era ayer, de quien era hace horas atrás; por consiguiente, estar abajo me brinda la oportunidad de ver mis propias raíces, pero tengo que llenarme de coraje para sacudirme, observarme, abrir mis alas y volar alto, ya que es desde ese nivel de consciencia, es donde tengo una visión más amplia de todo el panorama.

Así pues, siendo consecuente con aprender a expandirme y a trabajar para sentir mi paz interior, me ayudará a prestar atención a los acontecimientos de mi vida y tomar consciencia antes de que la vida me haga reaccionar a través de una fuerte sacudida. Esto pudo haber sido una buena recomendación antes de mi transición con el Cáncer, pero quizás puede que te inspire a ti, para que actúes, para que te entregues a la simpleza de tu alma, para que vivas.

Así como es arriba, es abajo; y el agua me lo ha enseñado, es tan simple que a veces ni me daba cuenta; el agua cae en forma de lluvia, luego baja al mar llenando de vida todo durante su recorrido, se evapora y vuelve a llover; la vida es un flujo, que si la observo, me mostrará el camino. Solo debo rendirme.

Alguien me dijo una vez:

> *"Si estás buscando encontrar al hombre perfecto, nunca lo hallarás. Y esto es, porque todos estamos cambiando constantemente. Cuando vamos en busca de una respuesta, obtenemos un nuevo conocimiento, en ese momento ya hemos adquirido una nueva visión sobre algo y ha cambiado nuestra forma de pensar. Entonces, ya eres otra persona, por lo tanto, nunca llegarás a conocer a alguien." Alex C.*

Confío en el proceso de mi vida.

Agradecimientos

Desde lo profundo de mi corazón, agradezco el soporte y ayuda de mis amigos Yonatan Booth y Miguel Almeida por haber leído cuidadosamente el libro en sus roles como editores gramaticales.

A mis amigos Josue Acuña y Jhony Luna que a través de su talento y creatividad consiguieron transmitir la esencia de quien soy a través de las fotografías del libro y del arte interior respectivamente.

Nada Faris, gracias por creer en mí, por empujarme a estar enfocada y por dedicarme tu valioso tiempo enseñándome cómo darle forma al libro.

Por último y no menos importante: madre tú sembraste en mí el coraje, la valentía, la persistencia y la determinación que me han dado las fuerzas a lo largo de mi vida. A tu manera me enseñaste a creer en mí y a seguir adelante por aquello en lo que creo, manteniendo siempre la honestidad. Sin duda alguna, sin ese carácter no habría podido salir adelante ante los desafíos que he tenido. Te amo madre, aunque un te amo no puede expresar todo lo maravilloso que siento aquí adentro por ti.